川島隆太教授の
脳トレ
漢字大全

日めくり366日

監修
東北大学教授
川島隆太

学研

はじめに

脳を元気にする漢字問題に取り組みましょう

東北大学教授　川島隆太

本書の漢字問題で脳が活性化！

私が取り組んでいる「脳イメージング研究」は、機械を使って脳を撮影し、流れている血液の量に応じて、脳のどの部分が働いているかを調べるというものです。

この研究から、「文字を書く」「声に出して読む（音読）」「単純計算」が、脳の前頭前野という部分を大変活発に働かせることが科学的にわかっており、また、本書にある漢字問題も脳の活性化に高い効果があることが実験でわかりました。

脳も体と同じで使わなければ衰える

パソコンや高度な端末が普及した今の社会では、文字を手書きする習慣が昔と比べてどんどん減り、脳を使う機会もその分だけ減っています。手書きで文章を作ろうとすると、「漢字が思い出せない」という経験をしたことが皆さんにもあるかもしれません。

脳の活性化のためには、毎日、目的を持って手書きを行うことが重要です。

日常漢字で脳のトレーニングを！

本書は、生活の中で頻繁に使われる漢字を題材にして、書き込み式で作られています。脳は復習が大好きです。日常漢字を楽しみながら復習し、毎日脳のトレーニングをしていきましょう。

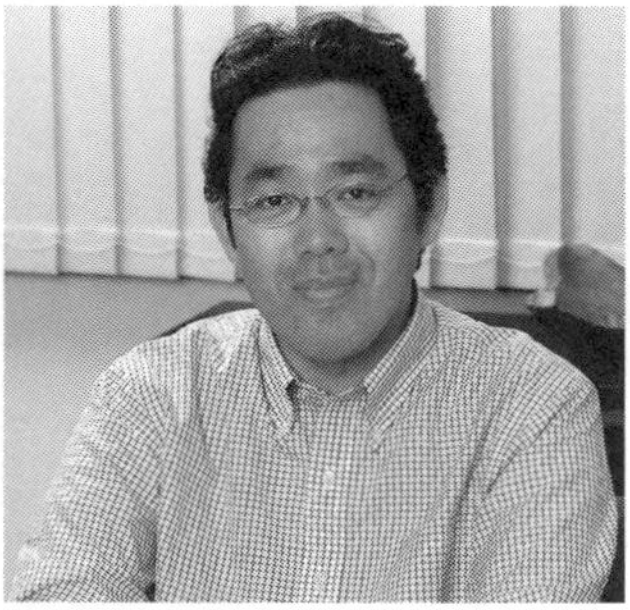

川島隆太教授

東北大学　加齢医学研究所
1959年千葉県に生まれる。
1985年東北大学医学部卒業。同大学院医学研究科修了。医学博士。スウェーデン王国カロリンスカ研究所客員研究員、東北大学助手、同専任講師を経て、現在同大学教授として高次脳機能の解明研究を行う。脳のどの部分にどのような機能があるのかを調べる研究の、日本における第一人者。

本書の問題で脳の健康を守りましょう

科学で実証！ 漢字問題で脳が活性化します

東北大学と学研との共同研究で、本書にある「四字熟語」「ことわざ・慣用句」の問題を解いているときの脳の働きを調べました。すると、安静時に比べて漢字問題を解いているときは、脳の血流が増え、前頭葉の働きが活性化していることが判明したのです。

「脳活性」実験の様子

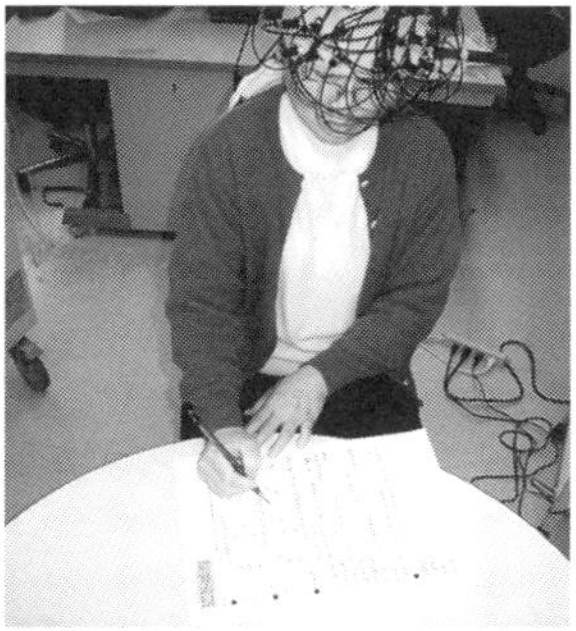

「光トポグラフィ」という装置で脳血流の変化を調べます。本書にあるタイプの漢字問題が、前頭葉の活性化に効果があることが実験でわかりました。

安静時

「四字熟語」の問題を解いているとき

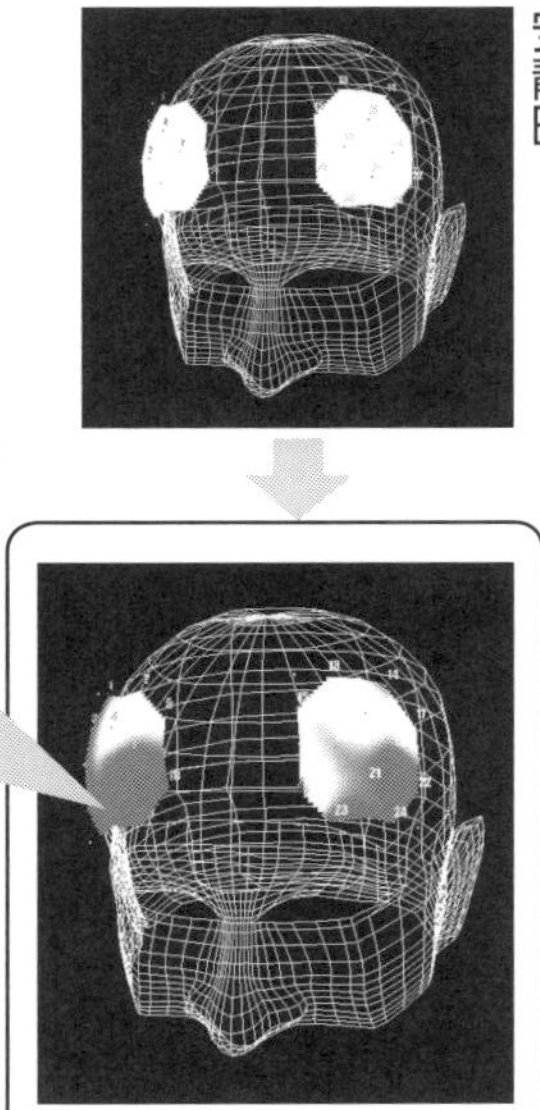

前頭葉の働きが活発に！

「前頭前野《ぜんとうぜんや》」を鍛えましょう

人間の脳の中で、前頭葉にある「前頭前野」といわれる部分は、思考、言葉でのコミュニケーション、感情のコントロールといった、人間らしい非常に高度な働きを行っています。ですから、ここを鍛えることは「人間がより良く生きる」ことにつながります。

脳の活性化に適した本書の漢字問題で、毎日前頭前野を鍛え、脳の健康を守りましょう。

1日

覚えておきたい基本の漢字

――線部は読み方をひらがなで、□は漢字を書きましょう。

1 あなたは正しい。（　　）

2 将来《しょうらい》の夢を語《かた》る。（　　）

3 かつての盟友。（　　）

4 夕暮れが近《ちか》づく。（　　）

5 美《うつく》しい満月。（　　）

6 応援に駆《か》け付《つ》ける。（　　）

7 君《きみ》の□《こた》えが知《し》りたい。

8 □《さき》□《ゆ》きを案《あん》じる。

9 作品《さくひん》が□《かん》□《せい》する。

10 □《でん》□《えん》が広《ひろ》がる。

11 荷物《にもつ》を□《せい》□《り》する。

12 □《じ》□《ぶん》を信《しん》じる。

12問達成！

月　日

得点

／12

●答えはページをめくった後ろにあります。

365日の答え▶ 1.うかが 2.うけたまわ 3.め 4.へいしゃ 5.ちょうだい 6.ぐそく 7.覧 8.存 9.参 10.申 11.拝見 12.粗茶

2日

季節に関する言葉（春）

——線部は読み方をひらがなで、□は漢字を書きましょう。

24問達成！

月　日

得点　／12

1 摘み草《くさ》

2 余寒

3 清明

4 残雪

5 苗代

6 山《やま》笑う

（　　）（　　）（　　）（　　）（　　）（　　）

7 □《しろ》□《ざけ》

8 □《かぜ》□《ひか》る

9 春《はる》□《いち》□《ばん》

10 □《す》□《だ》ち

11 花《はな》□《び》え

12 □《な》□《たね》梅雨《づゆ》

●答えはページをめくった後ろにあります。

366日の答え ▶ 1.かん 2.ぎょくん 3.かんでんち 4.にゅうさんきん 5.しんじゅ 6.胃 7.管 8.鉄道 9.改札 10.発光

3日

覚えておきたい基本の漢字

——線部は読み方をひらがなで、□は漢字を書きましょう。

36問 達成！

月　日

得点　／12

1 勇ましい行進《こうしん》。

2 竹の子《こ》を掘《ほ》る。

3 降水《こうすい》確率が高《たか》い。

4 影響を受《う》ける。

5 国旗を掲《かか》げる。

6 汽車に乗《の》る。

7 みんなに気《き》を□《くば》る。

8 □《なつ》□《やす》みの予定《よてい》。

9 箱《はこ》の□《なか》□《み》を見《み》る。

10 □《かい》□《が》教室《きょうしつ》に通《かよ》う。

11 小学生《しょうがくせい》の□《げ》□《こう》時間《じかん》。

12 □《さい》□《のう》に磨《みが》きをかける。

1日の答え ▶ 1. ただ 2. ゆめ 3. めいゆう 4. ゆうぐ 5. まんげつ 6. おうえん 7. 答 8. 先行 9. 完成 10. 田園 11. 整理 12. 自分

4日 同音異義語

□に漢字を書きましょう。

1 □《い》□《がい》な結末《けつまつ》。

2 お肉《にく》□《い》□《がい》も食《た》べなさい。

3 バスで□《い》□《どう》する。

4 人事《じんじ》□《い》□《どう》。

5 原本《げんぽん》との□《い》□《どう》を調《しら》べる。

6 事態《じたい》を□《しゅう》□《しゅう》する。

7 切手《きって》を□《しゅう》□《しゅう》する。

8 過去《かこ》を□《せい》□《さん》する。

9 運賃《うんちん》を□《せい》□《さん》する。

10 勝《か》つ□《せい》□《さん》がある。

46問達成！

月　日

得点　／10

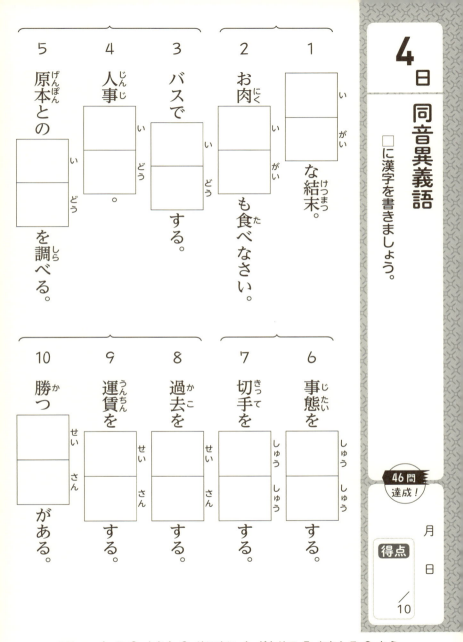

5日

十二支

□にあてはまる漢字を下から選んで書きましょう。

58問 達成!

月　日

得点　／12

1 □《ね》

2 □《うし》

3 □《とら》

4 □《う》

5 □《たつ》

6 □《み》

7 □《うま》

8 □《ひつじ》

9 □《さる》

10 □《とり》

11 □《いぬ》

12 □《い》

子　辰　申　巳　丑　午

酉　亥　戌　未　寅　卯

3日の答え ▶ 1.いさ 2.たけ 3.かくりつ 4.えいきょう 5.こっき 6.きしゃ 7.配 8.夏休 9.中身（中味）10.絵画 11.下校 12.才能

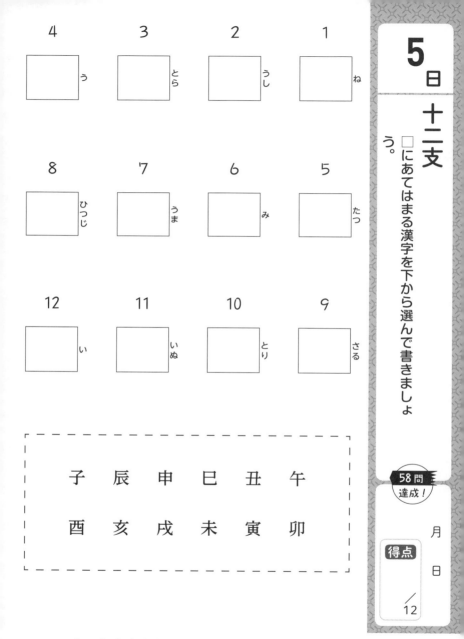

6日

覚えておきたい基本の漢字

——線部は読み方をひらがなで、□は漢字を書きましょう。

1 いつも混む道《みち》。（　　　）

2 緑《みどり》の森《もり》が再生する。（　　　）

3 収穫の季《き》節《せつ》。（　　　）

4 姉思いの弟《おとうと》。（　　　）

5 工作をする。（　　　）

6 計算《けいさん》間違い。（　　　）

7 □《ちい》さな手《て》。

8 □《し》り合《あ》いになる。

9 新製品《しんせいひん》を□《はん》□《ばい》する。

10 □《あく》□《じ》が暴《あば》かれる。

11 友人《ゆうじん》に□《そう》□《だん》する。

12 組織《そしき》の□《じっ》□《けん》を握《にぎ》る。

70問達成！

月　日

得点

／12

4日の答え ▶ 1．意外 2．以外 3．移動 4．異動 5．異同 6．収拾 7．収集 8．清算 9．精算 10．成算

7日

四字熟語

――線部は読み方をひらがなで、□は漢字を書きましょう。

82問達成！

月　日

得点　／12

1　明鏡《めいきょう》止水　（　　　）

2　異口同音《どうおん》　（　　　）

3　二束三文《さんもん》　（　　　）

4　老若《ろうにゃく》男女　（　　　）

5　前代《ぜんだい》未聞　（　　　）

6　以心伝心《でんしん》　（　　　）

7　□《い》□《き》消沈《しょうちん》

8　□《うみ》千《せん》□《やま》千《せん》

9　一《いっ》□《ちょう》一《いっ》□《せき》

10　□《しん》□《しゅつ》鬼《き》没《ぼつ》

11　□《さい》□《しょく》兼《けん》備《び》

12　臨機《りんき》□《おう》□《へん》

5日の答え ▶ 1.子 2.丑 3.寅 4.卯 5.辰 6.巳 7.午 8.未 9.申 10.酉 11.戌 12.亥

8日

覚えておきたい基本の漢字

――線部は読み方をひらがなで、□は漢字を書きましょう。

94問
達成！

月　日

得点
／12

1　森をさまよう。（　　）

2　おかしな話。（　　）

3　怠慢をとがめる。（　　）

4　曜日《ようび》を指定する。（　　）

5　活動《かつどう》を自粛する。（　　）

6　船《ふね》が入港する。（　　）

7　地球《ちきゅう》は□《まる》い。

8　夜空《よぞら》の□《ほし》を数《かぞ》える。

9　□《しん》□《きょ》に引《ひ》っ越《こ》す。

10　開会《かいかい》を□《せん》□《げん》する。

11　まだまだ□《じ》□《かん》はある。

12　□《しょ》□《みん》的《てき》な食堂《しょくどう》。

6日の答え ▶ 1.こ 2.さいせい 3.しゅうかく 4.あねおも 5.こうさく 6.まちが 7.小 8.知 9.販売 10.悪事 11.相談 12.実権

9日

色を表す言葉

——線部は読み方をひらがなで、□は漢字を書きましょう。

1 紺色《いろ》

2 紫色《いろ》

3 群青色《いろ》

4 瑠璃色《いろ》

5 山吹色《いろ》

6 漆黒

7 □《しん》□《く》

8 □《おう》□《ど》色《いろ》

9 □《ふか》□《みどり》

10 □《わか》□《くさ》色《いろ》

11 □《こ》□《むぎ》色《いろ》

12 □《にゅう》□《はく》色《しょく》

106問達成！

月　日

得点　／12

7日の答え　1. しすい 2. いく 3. にそく 4. なんにょ 5. みもん 6. いしん 7. 意気 8. 海・山 9. 朝・夕 10. 神出 11. 才色 12. 応変

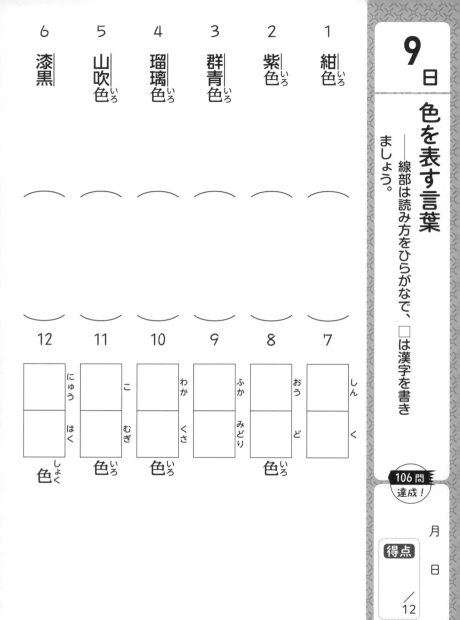

10日 覚えておきたい基本の漢字

——線部は読み方をひらがなで、□は漢字を書きましょう。

118問達成！

月　日

得点　／12

1 グラスを傾ける。（　　）

2 懐《なつ》かしい学び舎《や》。（　　）

3 行《ゆ》き届《とど》いた配慮。（　　）

4 空想の世界《せかい》。（　　）

5 伝統《でんとう》を継承する。（　　）

6 書記を務《つと》める。（　　）

7 □《なに》も怖《こわ》くない。

8 □《まご》をかわいがる。

9 □《ま》□《ほう》使《つか》いの物語《ものがたり》。

10 □《と》□《ぐち》を開《あ》ける。

11 □《いっ》□《せい》に走《はし》り出《だ》す。

12 □《はん》□《えん》□《けい》に並《なら》ぶ。

8日の答え ▶ 1.もり 2.はなし 3.たいまん 4.してい 5.じしゅく 6.にゅうこう 7.丸 8.星 9.新居 10.宣言 11.時間 12.庶民

11日 似ている漢字

□に漢字を書きましょう。

1 □《こま》ったことになる。

2 □《いん》果《が》な商売《しょうばい》だ。

3 いつも元気《げんき》な□《ひと》。

4 部屋《へや》に□《はい》る。

5 魚《さかな》を□《はち》尾《び》買《か》う。

6 自《じ》□《てん》車《しゃ》に乗《の》る。

7 □《けい》自動車《じどうしゃ》に乗《の》る。

8 悩《なや》んだ□《すえ》の決断《けつだん》。

9 彼《かれ》は□《み》成年《せいねん》だ。

10 □《らい》年《ねん》また会《あ》おう。

128問 達成！

月　日

得点 ／10

9日の答え ▶ 1．こん 2．むらさき 3．ぐんじょう 4．るり 5．やまぶき 6．しっこく 7．真紅（深紅）8．黄土 9．深緑 10．若草 11．小麦 12．乳白

12日

日本の昔ながらの遊び

――線部は読み方をひらがなで、□は漢字を書きましょう。

138問 達成！

1 独楽回《まわ》し（　　　）

2 双六（　　　）

3 剣玉（　　　）

4 鬼ごっこ（　　　）

5 綾取り（　　　）

6 □《は》□《ね》突《つ》き

7 □《たけ》□《うま》

8 □《かん》蹴《け》り

9 □《ふく》□《わら》い

10 □《かみ》□《ふう》□《せん》

月　日

得点　／10

10日の答え ▶ 1. かたむ 2. まな 3. はいりょ 4. くうそう 5. けいしょう 6. しょき 7. 何 8. 孫 9. 魔法 10. 戸口 11. 一斉 12. 半円形

13日

覚えておきたい基本の漢字

——線部は読み方をひらがなで、□は漢字を書きましょう。

150問達成！

月　日

得点　／12

1 晴れやかな気分《きぶん》。

2 伝統文化《でんとうぶんか》への回帰。

3 告知《こくち》を掲示する。

4 臣下に慕《した》われる王《おう》。

5 アフリカの大《だい》草原。

6 交渉の余地《よち》はある。

7 □《かんが》える力《ちから》。

8 人生山《じんせいやま》あり□《たに》あり。

9 事業《じぎょう》を□《そく》□《しん》する。

10 宝石《ほうせき》に□《ほ》□《けん》を掛《か》ける。

11 運動《うんどう》して□《きん》□《にく》をつける。

12 □《にっ》□《しゃ》□《びょう》に注意《ちゅうい》する。

11日の答え ▶ 1.困 2.因 3.人 4.入 5.八 6.転 7.軽 8.末 9.未 10.来

14日

ことわざ

――線部は読み方をひらがなで、□は漢字を書きましょう。

162問達成！

月　日

得点　／12

1　棚からぼた餅《もち》（　　）

2　命《いのち》あっての物種（　　）

3　うそも方便（　　）

4　亀《かめ》の甲より年《とし》の劫《こう》（　　）

5　七《なな》転《ころ》び八起き（　　）

6　昔《むかし》とった杵柄（　　）

7　百聞《ひゃくぶん》は□《いっ》□《けん》にしかず

8　二《に》階《かい》から□《め》□《ぐすり》

9　人《ひと》の口《くち》に□《と》は立《た》てられぬ

10　雨《あめ》降《ふ》って地《じ》□《かた》まる

11　住《す》めば□《みやこ》

12　釈《しゃ》迦《か》に□《せっ》□《ぽう》

12日の答え ▶ 1. こま　2. すごろく　3. けんだま　4. おに　5. あやと　6. 羽根　7. 竹馬　8. 缶　9. 福笑　10. 紙風船

15日 覚えておきたい基本の漢字

——線部は読み方をひらがなで、□は漢字を書きましょう。

174問 達成！

月 日

得点 /12

1 青《あお》い羽を拾《ひろ》う。

2 心《こころ》から尊敬する。

3 鼓動が高《たか》まる。

4 彼《かれ》は雨男だ。

5 一刻《いっこく》の猶予もない。

6 大規模な展示会《てんじかい》。

7 代々《だいだい》伝《つた》わる□《かたな》。

8 □《と》□《しょ》の貸《か》し出《だ》し。

9 使命《しめい》に□《しょう》□《がい》を捧《ささ》げる。

10 □《り》□《か》の実験《じっけん》。

11 水《みず》の表面《ひょうめん》□《ちょう》□《りょく》。

12 □《こん》□《ばん》は星《ほし》がきれいだ。

13日の答え ▶ 1.は 2.かいき 3.けいじ 4.しんか 5.そうげん 6.こうしょう 7.考 8.谷 9.促進 10.保険 11.筋肉 12.日射病

16日 同訓異字

□に漢字を書きましょう。

1 風邪《かぜ》を□《なお》す。

2 壊《こわ》れた車《くるま》を□《なお》す。

3 詩《し》をノートに□《うつ》す。

4 家具《かぐ》の位置《いち》を□《うつ》す。

5 鏡《かがみ》に姿《すがた》を□《うつ》す。

6 机《つくえ》の上《うえ》を□《ととの》える。

7 旅《たび》の支度《したく》を□《ととの》える。

8 会社《かいしゃ》に□《つと》める。

9 交通安全《こうつうあんぜん》に□《つと》める。

10 案内係《あんないがかり》を□《つと》める。

184問達成！

月　日

得点　／10

14日の答え ▶ 1. たな 2. ものだね 3. ほうべん 4. こう 5. やお 6. きねづか 7. 一見 8. 目薬 9. 戸 10. 固 11. 都 12. 説法

17日

春の花の名前

――線部は読み方をひらがなで、□は漢字を書きましょう。

194問 達成！

月　日

得点　／10

1 桃

2 鈴蘭

3 木蓮

4 牡丹

5 薔薇

6 □《うめ》

7 □《さくら》

8 □《しろ》詰《つめ》草《くさ》

9 □《な》の花《はな》

10 □《はは》□《こ》草《ぐさ》

15日の答え▶ 1.はね 2.そんけい 3.こどう 4.あめおとこ 5.ゆうよ 6.だいきぼ 7.刀 8.図書 9.生涯 10.理科 11.張力 12.今晩

18日

覚えておきたい基本の漢字

——線部は読み方をひらがなで、□は漢字を書きましょう。

206問達成！

月　日

得点　／12

1 祝《いわ》いの席《せき》を設ける。（　　）

2 門《もん》に鍵をかける。（　　）

3 懇意な間柄《あいだがら》。（　　）

4 電灯が輝《かがや》く。（　　）

5 海岸沿《ぞ》いの道《みち》。（　　）

6 駅員を呼《よ》ぶ。（　　）

7 わが国《くに》の□《あゆ》み。

8 選手《せんしゅ》としての□□《えいこう》。

9 □□《ていねい》な話《はな》し方《かた》。

10 □□《ごご》から雨《あめ》らしい。

11 □□《さとやま》の自然《しぜん》。

12 学《まな》んだことを□□《じっせん》する。

16日の答え ▶ 1.治 2.直 3.写 4.移 5.映 6.整 7.調 8.勤 9.努 10.務

19日

対義語

□に漢字を書き、対義語の組を完成させましょう。

1 美《び》徳《とく》 ⇕ □《あく》徳《とく》

2 希《き》望《ぼう》 ⇕ □《ぜつ》望《ぼう》

3 楽《らっ》観《かん》 ⇕ □《ひ》観《かん》

4 偶《ぐう》然《ぜん》 ⇕ □《ひつ》然《ぜん》

5 順《じゅん》境《きょう》 ⇕ □《ぎゃっ》境《きょう》

6 暗《あん》示《じ》 ⇕ □《めい》示《じ》

7 同《どう》質《しつ》 ⇕ □《い》質《しつ》

8 一《いち》部《ぶ》 ⇕ □《ぜん》部《ぶ》

9 益《えき》鳥《ちょう》 ⇕ □《がい》鳥《ちょう》

10 下《げ》校《こう》 ⇕ □《とう》校《こう》

11 可《か》決《けつ》 ⇕ □《ひ》決《けつ》

12 違《い》憲《けん》 ⇕ □《ごう》憲《けん》

218問 達成！

月　日

得点　/12

17日の答え ▶ 1.もも 2.すずらん 3.もくれん 4.ぼたん 5.ばら 6.梅 7.桜 8.白 9.菜 10.母子

20日

覚えておきたい基本の漢字

――線部は読み方をひらがなで、□は漢字を書きましょう。

1 新たな出会《であ》い。（　　）

2 砂上《さじょう》の楼閣。（　　）

3 要人《ようじん》の護衛。（　　）

4 芸術《げいじゅつ》の黄金時代《じだい》。（　　）

5 博学な人《ひと》。（　　）

6 週日は仕事《しごと》がある。（　　）

7 鯉《こい》のいる□《いけ》。

8 長年《ながねん》の□《あい》□《ぼう》。

9 禁止品《きんしひん》を□《ぼっ》□《しゅう》する。

10 □《おや》□《こ》で参加《さんか》する。

11 □《ほく》□《とう》に進路《しんろ》をとる。

12 □《そう》□《ぜい》二十名《にじゅうめい》の仲間《なかま》。

230問 達成！

月　日

得点 ／12

18日の答え ▶ 1. もう 2. かぎ 3. こんい 4. でんとう 5. かいがん 6. えきいん 7. 歩 8. 栄光 9. 丁寧 10. 午後 11. 里山 12. 実践

21日

観光名所（東日本編）

——線部の読み方をひらがなで書きましょう。

1 函館山《やま》（北海道《ほっかいどう》）（　　）

2 小樽運河《うんが》（北海道《ほっかいどう》）（　　）

3 田沢湖（秋田《あきた》）（　　）

4 龍泉洞（岩手《いわて》）（　　）

5 平泉（岩手《いわて》）（　　）

6 奥入瀬渓流《けいりゅう》（青森《あおもり》）（　　）

7 銀山温泉《おんせん》（山形《やまがた》）（　　）

8 御釜（宮城《みやぎ》）（　　）

9 五色沼《ぬま》（福島《ふくしま》）（　　）

10 萬代橋（新潟《にいがた》）（　　）

240問達成！

月　日

得点　／10

19日の答え ▶ 1.悪 2.絶 3.悲 4.必 5.逆 6.明 7.異 8.全 9.害 10.登 11.否 12.合

22日

覚えておきたい基本の漢字

——線部は読み方をひらがなで、□は漢字を書きましょう。

252問達成！

月　日

得点　／12

1 アルバイトを雇う。

2 大《おお》きな雲が浮《う》かぶ。

3 名誉《めいよ》の負傷。

4 桜《さくら》の開花《かいか》前線。

5 同時に立《た》ち上《あ》がる。

6 首位《しゅい》を奪還する。

7 □《まん》が一《いち》に備《そな》える。

8 動物園《どうぶつえん》から猿《さる》が□《に》げる。

9 □《うし》□《か》いの彦星《ひこぼし》。

10 □《さく》□《ぶん》が得意《とくい》だ。

11 □《うら》□《ぐち》から外《そと》へ出《で》る。

12 □《せ》□《なか》がかゆい。

20日の答え ▶ 1. あら 2. ろうかく 3. ごえい 4. おうごん 5. はくがく 6. しゅうじつ 7. 池 8. 相棒 9. 没収 10. 親子 11. 北東 12. 総勢

23日

特別な読み方の言葉

――線部の読み方をひらがなで書きましょう。

262問 達成！

月　日

得点　/10

1 お**母**さんに甘《あま》える。

2 お**父**さんが起《お》きた。

3 **兄**さんが寝坊《ねぼう》する。

4 **姉**さんと散歩《さんぽ》する。

5 字《じ》が**上手**な人《ひと》。

6 **息子**が成人《せいじん》する。

7 **今朝**は体調《たいちょう》がいい。

8 毎月《まいつき》**一日**に遊《あそ》ぶ。

9 **果物**は健康《けんこう》に良《よ》い。

10 風流《ふうりゅう》な**数寄屋**。

21日の答え ▶ 1．はこだて 2．おたる 3．たざわこ 4．りゅうせんどう 5．ひらいずみ 6．おいらせ 7．ぎんざん 8．おかま 9．ごしき 10．ばんだいばし

24日

覚えておきたい基本の漢字

——線部は読み方をひらがなで、□は漢字を書きましょう。

274問達成！

月　日

得点　／12

1 黙って考《かんが》える。

2 思《おも》い出《で》を記す。

3 ワインの醸造工場《こうじょう》。

4 美《うつく》しい歌声。

5 的確に見《み》抜《ぬ》く。

6 遠近両用《りょうよう》めがね。

7 大福《だいふく》を□《か》う。

8 年末《ねんまつ》の□《やす》□《う》り。

9 □《げん》□《かく》な家庭《かてい》。

10 旅先《たびさき》で迷《まよ》って□《こころ》□《ぼそ》い。

11 銀《ぎん》の採《と》れる□《こう》□《ざん》。

12 車《くるま》を□《げん》□《そく》させる。

22日の答え ▶ 1.やと 2.くも 3.ふしょう 4.ぜんせん 5.どうじ 6.だっかん 7.万 8.逃 9.牛飼 10.作文 11.裏口 12.背中

25日

気象・天文に関する言葉

——線部は読み方をひらがなで、□は漢字を書きましょう。

1 七色《なないろ》の虹がかかる。

2 濃霧注《ちゅう》意《い》報《ほう》が出《で》る。

3 強《つよ》い偏西風が吹《ふ》く。

4 太陽《たいよう》は恒星だ。

5 銀河の広《ひろ》がり。

6 □《にっ》□《しょう》時間《じかん》が長《なが》くなる。

7 今週《こんしゅう》は□《こう》□《すい》確率《かくりつ》が低《ひく》い。

8 □《こう》□《き》□《あつ》に覆《おお》われる。

9 地球《ちきゅう》は□《じ》□《てん》している。

10 今夜《こんや》は皆既《かいき》□《げっ》□《しょく》だ。

284問達成！

月　日

得点　／10

23日の答え ▶ 1.かあ 2.とう 3.にい 4.ねえ 5.じょうず 6.むすこ 7.けさ 8.ついたち 9.くだもの 10.すきや

26日

書き間違えやすい漢字・言葉

□に漢字を書きましょう。

294問 達成！

月　日

得点　／10

1　□《はる》の花《はな》が咲《さ》く。

2　工《こう》□《じょう》で働《はたら》く。

3　地元《じもと》に□《かえ》る。

4　絹《きぬ》□《いと》をつむぐ。

5　□《かお》を赤《あか》らめる。

6　□《かかり》員《いん》に声《こえ》をかける。

7　□《まい》週《しゅう》テニスをする。

8　□《ふ》安《あん》が解消《かいしょう》される。

9　若《わか》くして□《とう》□《かく》を現《あらわ》す。

10　□《がっ》□《しょう》□《ぶ》に入《はい》る。

24日の答え ▶ 1．だま 2．しる 3．じょうぞう 4．うたごえ 5．てきかく 6．えんきん 7．買 8．安売 9．厳格 10．心細 11．鉱山 12．減速

27日

覚えておきたい基本の漢字

——線部は読み方をひらがなで、□は漢字を書きましょう。

306問達成！

月　日

得点

／12

1 岩《いわ》をも砕く。（　　）

2 古めかしい井戸《いど》。（　　）

3 近代《きんだい》の通史。（　　）

4 早朝に目《め》覚《ざ》める。（　　）

5 情報《じょうほう》が氾濫する。（　　）

6 今年《ことし》は豊漁だ。（　　）

7 使《つか》い方《かた》を□《おそ》わる。

8 □《いえ》に帰《かえ》る。

9 ヴァイオリンの□《どく》□《そう》。

10 □《こ》□《とり》がさえずる。

11 飛行機《ひこうき》の□《とう》□《じょう》券《けん》。

12 □《しん》□《ぶん》配達《はいたつ》の音《おと》。

25日の答え ▶ 1. にじ 2. のうむ 3. へんせいふう 4. こうせい 5. ぎんが 6. 日照 7. 降水 8. 高気圧 9. 自転 10. 月食（月蝕）

28日

熟語完成パズル

矢印の向きに読むと二字熟語が完成するように、□に漢字を書きましょう。

312問達成！

月　日

得点　／6

1

野
↓
海 → □ → 食
↓
花

2

名
↓
校 → □ → 師
↓
学

3

純
↓
写 → □ → 剣
↓
顔

4

完
↓
帰 → □ → 末
↓
果

5

材
↓
資 → □ → 理
↓
金

6

自
↓
厳 → □ → 箱
↓
力

26日の答え ▶ 1.春 2.場 3.帰 4.糸 5.顔 6.係 7.毎 8.不 9.頭角 10.合唱部

29日

覚えておきたい基本の漢字

——線部は読み方をひらがなで、□は漢字を書きましょう。

324問達成！

月　日

得点　／12

1 ごみ箱《ばこ》を空にする。（　　）

2 分別のある行動《こうどう》。（　　）

3 事件《じけん》の発端。（　　）

4 黒地に金《きん》を重《かさ》ねる。（　　）

5 普遍的《てき》な考《かんが》え。（　　）

6 諮問委員会《いいんかい》を開《ひら》く。（　　）

7 □《い》うまでもないことだ。

8 子犬《こいぬ》を□《あず》かる。

9 情報《じょうほう》を□□《けんさく》する。

10 努力《どりょく》が□□《すいほう》に帰《き》す。

11 □□《ひだりむ》きで寝《ね》る。

12 □□□《いちにんまえ》になる。

27日の答え ▶ 1. くだ 2. ふる 3. つうし 4. そうちょう 5. はんらん 6. ほうりょう 7. 教 8. 家 9. 独奏 10. 小鳥 11. 搭乗 12. 新聞

30日

季節に関する言葉（春）

――線部は読み方をひらがなで、□は漢字を書きましょう。

336問
達成！

月　日

得点
／12

1 穀雨

2 淡雪

3 啓蟄

4 朧月《づき》夜《よ》

5 植木市《いち》

6 潮干狩《が》り

7 □《ばん》春《しゅん》

8 □《たね》蒔《ま》き

9 柳《やなぎ》の□《め》

10 □《はな》□《み》

11 □《しら》□《うお》

12 □《はち》□《じゅう》□《はち》夜《や》

28日の答え ▶ 1.草 2.医 3.真 4.結 5.料 6.重

31日

覚えておきたい基本の漢字

——線部は読み方をひらがなで、□は漢字を書きましょう。

348問達成！

月　日

得点　／12

1 互《たが》いに技《わざ》を競う。（　　）

2 なじみの店《みせ》に通う。（　　）

3 等価交換《こうかん》を頼《たの》む。（　　）

4 組合に加入《かにゅう》する。（　　）

5 理由《りゆう》を考察する。（　　）

6 時代《じだい》の過渡期。（　　）

7 グラスが□《わ》れる。

8 真実《しんじつ》が□《あか》るみに出《で》る。

9 冷《つめ》たい水《みず》で□《せん》□《がん》する。

10 □《かざ》□《ぐるま》を回《まわ》す。

11 □《めん》□《えき》力《りょく》を高《たか》める。

12 □《ちく》□《りん》を散歩《さんぽ》する。

29日の答え ▶ 1. から 2. ふんべつ 3. ほったん 4. くろじ 5. ふへん 6. しもん 7. 言 8. 預 9. 検索 10. 水泡 11. 左向 12. 一人前

32日

同音異義語

□に漢字を書きましょう。

1 □《きょう》□《ちょう》した表現《ひょうげん》。

2 □《きょう》□《ちょう》性《せい》に欠《か》ける。

3 □《い》□《しょく》足《た》りて礼節《れいせつ》を知《し》る。

4 臓器《ぞうき》を□《い》□《しょく》する。

5 □《い》□《しょく》な経歴《けいれき》の人《ひと》。

6 天地《てんち》□《そう》□《ぞう》の神話《しんわ》。

7 将来《しょうらい》の姿《すがた》を□《そう》□《ぞう》する。

8 上司《じょうし》の□《し》□《じ》に従《したが》う。

9 □《し》□《じ》する政党《せいとう》。

10 著名《ちょめい》な画家《がか》に□《し》□《じ》する。

358問 達成！

月 日

得点 ／10

30日の答え ▶ 1. こくう 2. あわゆき 3. けいちつ 4. おぼろ 5. うえき 6. しおひ 7. 晩 8. 種 9. 芽 10. 花見 11. 白魚 12. 八十八

33日 歴史上の人物・出来事（平安）

——線部は読み方をひらがなで、□は漢字を書きましょう。

370問 達成！

月　日

得点 ／12

1 坂《さかの》上《うえの》田村麻呂（　　）

2 最澄（　　）

3 平《たいらの》将門（　　）

4 平安京《へいあんきょう》遷都（　　）

5 遣唐使廃止《はいし》（　　）

6 荘園整理《せいり》令《れい》発令《はつれい》（　　）

7 小野《おのの》□《こ》□《まち》

8 藤原《ふじわらの》□《みち》□《なが》

9 平《たいらの》□《きよ》□《もり》

10 古今《こきん》□《わ》□《か》□《しゅう》成立《せいりつ》

11 白河上皇《しらかわじょうこう》の□《いん》□《せい》

12 保元《ほうげん》の□《らん》

31日の答え ▶ 1.きそ 2.かよ 3.とうか 4.くみあい 5.こうさつ 6.かとき 7.割 8.明 9.洗顔 10.風車 11.免疫 12.竹林

34日

覚えておきたい基本の漢字

――線部は読み方をひらがなで、□は漢字を書きましょう。

1　旧友《きゅうゆう》に宛てた手紙《てがみ》。（　　）

2　外壁《がいへき》を塗装する。（　　）

3　先頭に立《た》つ。（　　）

4　川下へ流《なが》れる。（　　）

5　厄介な状態《じょうたい》になる。（　　）

6　解決《かいけつ》の糸口。（　　）

7　星《ほし》を□《かぞ》える。

8　会場《かいじょう》が□《しず》まる。

9　□《こう》□《つう》の便《べん》が良《よ》い。

10　□《ねん》□《れい》を重《かさ》ねる。

11　新聞《しんぶん》の□《み》□《だ》し。

12　地域《ちいき》に□《こう》□《けん》する。

382問達成！

月　日

得点　／12

32日の答え　1．強調　2．協調　3．衣食　4．移植　5．異色　6．創造　7．想像　8．指示　9．支持　10．師事

35日

四字熟語

――線部は読み方をひらがなで、□は漢字を書きましょう。

394問達成！

月　日

得点　／12

1 **千載**一遇《いちぐう》

2 大山《たいざん》**鳴動**

3 同工《どうこう》**異曲**

4 **流言**飛語《ひご》

5 二律《にりつ》**背反**

6 **自暴**自棄《じき》

7 □《じ》□《だい》錯誤《さくご》

8 百鬼《ひゃっき》□《や》□《こう》

9 □《み》□《らい》永劫《えいごう》

10 □《せい》耕《こう》□《う》読《どく》

11 □《む》□《り》難題《なんだい》

12 □《ふう》□《こう》明媚《めいび》

33日の答え ▶ 1．たむらまろ　2．さいちょう　3．まさかど　4．せんと　5．けんとうし　6．しょうえん　7．小町　8．道長　9．清盛　10．和歌集　11．院政　12．乱

36日

覚えておきたい基本の漢字

——線部は読み方をひらがなで、□は漢字を書きましょう。

406問達成！

月　日

得点　／12

1　嵐が過《す》ぎ去《さ》った朝《あさ》。（　）

2　強がりな性格《せいかく》。（　）

3　各《かく》政党の方針《ほうしん》。（　）

4　野原に寝《ね》そべる。（　）

5　まもなく正午だ。（　）

6　地元《じもと》企業《きぎょう》と提携する。（　）

7　こぶしを□《にぎ》る。

8　□《きん》□《こ》に鍵《かぎ》をかける。

9　今期《こんき》の□《せい》□《せき》が上《あ》がる。

10　□《ひる》□《ま》は外出《がいしゅつ》している。

11　資料《しりょう》を□《せい》□《きゅう》する。

12　□《もく》□《め》の美《うつく》しい床《ゆか》。

34日の答え ▶ 1．あ　2．とそう　3．せんとう　4．かわしも　5．やっかい　6．いとぐち　7．数　8．静　9．交通　10．年齢　11．見出　12．貢献

37日

日本の三名山・三大峠

――線部は読み方をひらがなで、□は漢字を書きましょう。

412問 達成！

月　日

得点　／6

【三名山】

1 富士山（　　）…□《ひょう》□《こう》日本一《にほんいち》の山《やま》

2 白山（　　）…□《はな》の山《やま》として知《し》られる

3 立山（　　）…□《ひょう》□《が》が残《のこ》る山《やま》

【三大峠】

4 針ノ木峠《とうげ》（　　）…□《きた》アルプス

5 三伏峠《とうげ》（　　）…□《みなみ》アルプス

6 雁坂峠《とうげ》（　　）…□《おく》秩父《ちちぶ》の主脈《しゅみゃく》

35日の答え ▶ 1．せんざい 2．めいどう 3．いきょく 4．りゅうげん 5．はいはん 6．じぼう 7．時代 8．夜行 9．未来 10．晴・雨 11．無理 12．風光

38日

覚えておきたい基本の漢字

――線部は読み方をひらがなで、□は漢字を書きましょう。

424問達成！

月　日

得点　／12

1　元も子《こ》もない。（　　）

2　犯罪《はんざい》を抑止する。（　　）

3　民族衣装《いしょう》を着《き》る。（　　）

4　風味豊《ゆた》かなワイン。（　　）

5　美貌を誇《ほこ》る。（　　）

6　深層心理《しんり》を探《さぐ》る。（　　）

7　ビタミンC《シー》を□《ふく》む野菜《やさい》。

8　自分《じぶん》の□□《しゃくど》で判断《はんだん》する。

9　□□《へいかん》間際《まぎわ》に駆《か》け込《こ》む。

10　靴下《くつした》を□□《かたほう》なくす。

11　□□《いぎょう》を成《な》し遂《と》げる。

12　仲《なか》の良《よ》い□□《きょうだい》。

36日の答え ▶ 1.あらし 2.つよ 3.せいとう 4.のはら 5.しょうご 6.ていけい 7.握 8.金庫 9.成績 10.昼間 11.請求 12.木目

39日

似ている漢字

□に漢字を書きましょう。

434問 達成！

月　日

得点　／10

1　バス□《りょ》行《こう》を楽《たの》しむ。

2　親《しん》□《ぞく》が集《あつ》まる。

3　まるまると□《ふと》った猫《ねこ》。

4　口《くち》を□《おお》きく開《あ》ける。

5　□《いぬ》と散《さん》歩《ぽ》をする。

6　□《ぎ》術《じゅつ》を高《たか》める。

7　庭《にわ》木《き》の□《えだ》が伸《の》びる。

8　□《しろ》い雪《ゆき》が舞《ま》う。

9　□《じ》力《りき》で解決《かいけつ》する。

10　□《ひゃく》人一首《にんいっしゅ》を覚《おぼ》える。

37日の答え ▶ 1．ふじさん・標高 2．はくさん・花 3．たてやま・氷河 4．はりのき・北 5．さんぷく・南 6．かりさか・奥

40日

調理道具

――線部は読み方をひらがなで、□は漢字を書きましょう。

444問達成！

月　日

得点　／10

1 鉄瓶（　　）

2 土鍋（　　）

3 菜箸（　　）

4 竹串（　　）

5 麺棒（　　）

6 まな□《いた》

7 □《けい》□《りょう》カップ

8 お□《たま》

9 □《ほう》□《ちょう》

10 フライ□《がえ》し

38日の答え ▶ 1.もと 2.よくし 3.みんぞく 4.ふうみ 5.びぼう 6.しんそう 7.含 8.尺度 9.閉館 10.片方 11.偉業 12.兄弟

41日

覚えておきたい基本の漢字

――線部は読み方をひらがなで、□は漢字を書きましょう。

456問 達成！

月　日

得点　／12

1　映画《えいが》を楽しむ。（　　）

2　あの島《しま》まで泳ごう。（　　）

3　資材《しざい》を運搬する。（　　）

4　会場《かいじょう》が一体となる。（　　）

5　雷神のふすま絵《え》。（　　）

6　金輪際関《かか》わらない。（　　）

7　夢《ゆめ》を□《かた》り合《あ》う。

8　子《こ》ども□《よう》の食器《しょっき》。

9　□《そく》□《せき》のスピーチ。

10　ホタテの□《かい》□《ばしら》。

11　社会《しゃかい》□《ほう》□《し》活動《かつどう》。

12　□《せい》□《しゅん》の日々《ひび》。

39日の答え ▶ 1.旅 2.族 3.太 4.大 5.犬 6.技 7.枝 8.白 9.自 10.百

42日

慣用句

——線部は読み方をひらがなで、□は漢字を書きましょう。

468問 達成！

月　日

得点　／12

1　足《あし》が棒になる

2　肩《かた》の荷が下《お》りる

3　舌を巻《ま》く

4　歯が立《た》たない

5　爪に火《ひ》をともす

6　手《て》に汗を握《にぎ》る

7　□《こ》□《みみ》にはさむ

8　目《め》と□《はな》の先《さき》

9　□《ね》を上《あ》げる

10　虫《むし》の□《い》□《どころ》が悪《わる》い

11　□《うら》をかく

12　水《みず》に□《なが》す

40日の答え ▶ 1. てつびん 2. どなべ 3. さいばし 4. たけぐし 5. めんぼう 6. 板 7. 計量 8. 玉 9. 包丁 10. 返

43日

覚えておきたい基本の漢字

――線部は読み方をひらがなで、□は漢字を書きましょう。

1 怖い怪談話《かいだんばなし》。（　　）

2 この川《かわ》は深い。（　　）

3 概要を知《し》らせる。（　　）

4 図面を作成《さくせい》する。（　　）

5 立派《りっぱ》な邸宅。（　　）

6 仕事がはかどる。（　　）

7 駅《えき》の□《ちか》く。

8 □《ひとみ》を輝《かがや》かせる。

9 □《き》□《じゅん》を設《もう》ける。

10 整理券《せいりけん》の□《ばん》□《ごう》。

11 □《あさ》□《せ》で水遊《みずあそ》びをする。

12 □《へい》□《ぼん》な日常《にちじょう》。

480問達成！

月　日

得点　／12

41日の答え▶ 1.たの 2.およ 3.うんぱん 4.いったい 5.らいじん 6.こんりんざい 7.語 8.用 9.即席 10.貝柱 11.奉仕 12.青春

44日

読み間違えやすい漢字・言葉

――線部の読み方をひらがなで書きましょう。

490問達成！

月　日

得点　／10

1 全国《ぜんこく》を行脚する。

2 年俸制《せい》の契約《けいやく》。

3 定石どおりの作戦《さくせん》。

4 業務《ぎょうむ》を委嘱する。

5 借金《しゃっきん》を相殺する。

6 上《じょう》意《い》下達の徹底《てってい》。

7 神社《じんじゃ》の境内を歩《ある》く。

8 一世一代《いちだい》の大勝《おおしょう》負《ぶ》。

9 間髪をいれず答《こた》える。

10 雰囲気の良《よ》い職場《しょくば》。

42日の答え ▶ 1.ぼう 2.に 3.した 4.は 5.つめ 6.あせ 7.小耳 8.鼻 9.音 10.居所 11.裏 12.流

45日

東海道五十三次より

――線部は読み方をひらがなで、□は漢字を書きましょう。

500問 達成！

月　日

得点　／10

1 □《に》□《ほん》□《ばし》

2 □《しな》□《がわ》宿《しゅく》

3 保土ケ谷宿《しゅく》（　）

4 □《と》□《つか》宿《しゅく》

5 藤沢宿《しゅく》（　）

6 大磯宿《しゅく》（　）

7 □《お》□《だ》□《わら》宿《しゅく》

8 □《はこ》□《ね》宿《しゅく》

9 □《み》□《しま》宿《しゅく》

10 沼津宿《しゅく》（　）

43日の答え ▶ 1. こわ　2. ふか　3. がいよう　4. ずめん　5. ていたく　6. しごと　7. 近　8. 瞳　9. 基準　10. 番号　11. 浅瀬　12. 平凡

46日

覚えておきたい基本の漢字

――線部は読み方をひらがなで、□は漢字を書きましょう。

512問 達成！

月　日

得点　／12

1 あじさいを植える。（　　）

2 勇気《ゆうき》を奮い起《お》こす。（　　）

3 海辺《うみべ》に滞在する。（　　）

4 お気《き》に入《い》りの銘柄。（　　）

5 とがった犬歯。（　　）

6 世界中を旅《たび》する。（　　）

7 □《げん》楽器《がっき》の音色《ねいろ》。

8 約束《やくそく》を□《まも》る。

9 □《うわ》□《やく》の指示《しじ》を仰《あお》ぐ。

10 □《しょう》□《さい》を明《あき》らかにする。

11 選挙《せんきょ》に□《しゅつ》□《ば》する。

12 □《がく》□《しゅう》意欲《いよく》が高《たか》まる。

44日の答え ▶ 1.あんぎゃ 2.ねんぽう 3.じょうせき 4.いしょく 5.そうさい 6.かたつ 7.けいだい 8.いっせ 9.かんはつ 10.ふんいき

47日

三字熟語

□に漢字を書きましょう。

524問 達成！

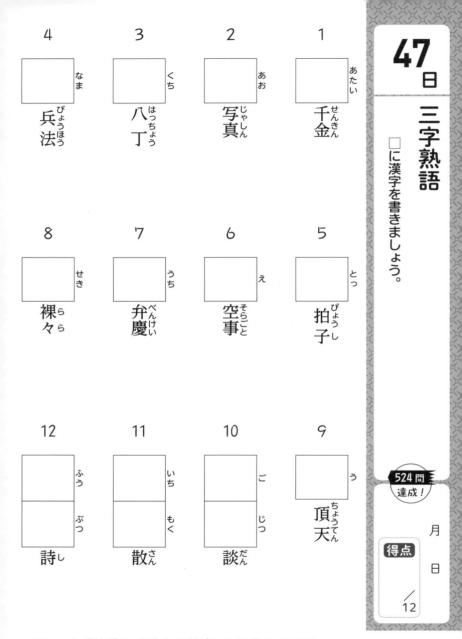

月　日

得点 ／12

1 □《あたい》千《せん》金《きん》

2 □《あお》写《じゃ》真《しん》

3 □《くち》八《はっ》丁《ちょう》

4 □《なま》兵《びょう》法《ほう》

5 □《とっ》拍《ぴょう》子《し》

6 □《え》空《そら》事《ごと》

7 □《うち》弁《べん》慶《けい》

8 □《せき》裸《ら》々《ら》

9 □《う》頂《ちょう》天《てん》

10 □《ご》□《じつ》談《だん》

11 □《いち》□《もく》散《さん》

12 □《ふう》□《ぶつ》詩《し》

45日の答え ▶ 1．日本橋 2．品川 3．ほどがや 4．戸塚 5．ふじさわ 6．おおいそ 7．小田原 8．箱根 9．三島 10．ぬまづ

48日

覚えておきたい基本の漢字

——線部は読み方をひらがなで、□は漢字を書きましょう。

536問 達成！

月　日

得点　／12

1　広々《ひろびろ》したブナの林。（　　）

2　念願《ねんがん》の個展を開《ひら》く。（　　）

3　冷静《れいせい》さが肝心だ。（　　）

4　花瓶の水《みず》を換《か》える。（　　）

5　毛筆で清書《せいしょ》する。（　　）

6　初歩的《てき》なミス。（　　）

7　上手《じょうず》な話《はな》し□《かた》。

8　□《しょう》□《じょう》を授与《じゅよ》される。

9　大国《たいこく》の□《くん》□《しゅ》。

10　□《ふる》□《す》に舞《ま》い戻《もど》る。

11　□《こく》□《ばん》に字《じ》を書《か》く。

12　権力《けんりょく》に□《てい》□《こう》する。

46日の答え ▶ 1.う 2.ふる 3.たいざい 4.めいがら 5.けんし 6.せかいじゅう 7.弦 8.守 9.上役 10.詳細 11.出馬 12.学習

49日

日本の昔話

——線部は読み方をひらがなで、□は漢字を書きましょう。

1　笠地《じ》蔵《ぞう》

2　舌《した》きり雀

3　一寸法《ぼう》師《し》

4　分福茶《ちゃ》釜《がま》

5　天狗の隠《かく》れ蓑《みの》

6　鶴《つる》の□《おん》□《がえ》し

7　三《さん》枚《まい》のお□《ふだ》

8　□《うら》□《しま》太《た》郎《ろう》

9　□《ゆき》□《おんな》

10　さるかに□《がっ》□《せん》

546問達成！

月　日

得点　／10

47日の答え ▶ 1.値 2.青 3.口 4.生 5.突 6.絵 7.内 8.赤 9.有 10.後日 11.一目 12.風物

50日

覚えておきたい基本の漢字

——線部は読み方をひらがなで、□は漢字を書きましょう。

558問 達成！

月　日

得点 ／12

1 静《しず》かな湖。（　　）

2 素朴な疑問《ぎもん》。（　　）

3 校庭で運動《うんどう》する。（　　）

4 しっかり施錠する。（　　）

5 商売がうまい。（　　）

6 指先で操作《そうさ》する。（　　）

7 良《よ》い□《にお》いがする。

8 人《ひと》の□《たす》けになる。

9 □《しっ》□《ぱい》してもいい。

10 飛行機《ひこうき》が□《けっ》□《こう》する。

11 □《こう》□《そく》道路《どうろ》を走《はし》る。

12 見渡《みわた》すかぎりの□《へい》□《や》。

48日の答え ▶ 1. はやし 2. こてん 3. かんじん 4. かびん 5. もうひつ 6. しょほ 7. 方 8. 賞状 9. 君主 10. 古巣 11. 黒板 12. 抵抗

51日

難読語

——線部の読み方をひらがなで書きましょう。

568問達成！

月　日

得点　／10

1　大役《たいやく》を仰せつかる。（　　）

2　幼少期《ようしょうき》を懐かしむ。（　　）

3　雪辱を果《は》たす。（　　）

4　生粋の江戸《えど》っ子《こ》。（　　）

5　費用《ひよう》を工面する。（　　）

6　解決法《かいけつほう》を示唆する。（　　）

7　早速使《つか》ってみよう。（　　）

8　挨拶を交《か》わす。（　　）

9　匿名で投稿《とうこう》する。（　　）

10　計画《けいかく》に懸念を抱《いだ》く。（　　）

49日の答え▶ 1．かさ 2．すずめ 3．いっすん 4．ぶんぶく 5．てんぐ 6．恩返 7．札 8．浦島 9．雪女 10．合戦

52日 覚えておきたい基本の漢字

――線部は読み方をひらがなで、□は漢字を書きましょう。

580問達成！

月　日

得点　／12

1 麦《むぎ》の刈り入《い》れ。

2 昔住《す》んだ町《まち》。

3 木登りが得意《とくい》だ。

4 消耗品《ひん》を補充《ほじゅう》する。

5 屋外に出《で》る。

6 新卒の社会人《しゃかいじん》。

（　）（　）（　）（　）（　）（　）

7 手《て》紙《がみ》を書《か》き□《そん》じる。

8 子《こ》どもを□《そだ》てる。

9 美術館《びじゅつかん》の□□《しゅえい》。

10 □□《ぜんしん》ずぶぬれになる。

11 □□《かつじ》を読《よ》む。

12 条件《じょうけん》に□□《がいとう》する。

50日の答え▶ 1．みずうみ 2．そぼく 3．こうてい 4．せじょう 5．しょうばい 6．ゆびさき 7．匂 8．助 9．失敗 10．欠航 11．高速 12．平野

53日

日本の伝統工芸

——線部は読み方をひらがなで、□は漢字を書きましょう。

590問達成！

月　日

得点　／10

1　九谷焼《やき》

2　輪島塗《ぬり》

3　京《きょう》友禅

4　西陣織《おり》

5　伊万里焼《やき》

6　南《なん》部《ぶ》□《てっ》□《き》

7　□《え》□《ど》切《きり》子《こ》

8　美《み》濃《の》□《わ》□《し》

9　博《はか》多《た》□《にん》□《ぎょう》

10　勝《かつ》山《やま》□《たけ》□《ざい》□《く》

51日の答え▶ 1.おお 2.なつ 3.せつじょく 4.きっすい 5.くめん
6.しさ（じさ）7.さっそく 8.あいさつ 9.とくめい 10.けねん

54日

送り仮名

〔　〕に漢字と送り仮名を書きましょう。

600問
達成！

月　日

得点
/10

1 実験《じっけん》を〔　こころみる　〕。

2 彼女《かのじょ》は髪《かみ》が〔　みじかい　〕。

3 スープを〔　あたためる　〕。

4 鮭《さけ》が川《かわ》を〔　のぼる　〕。

5 二《ふた》つの線《せん》が〔　まじわる　〕。

6 ルールを〔　あらためる　〕。

7 秘密《ひみつ》を〔　あかす　〕。

8 体《からだ》が〔　ひえる　〕。

9 機械《きかい》を〔　もちいる　〕。

10 午《ご》後《ご》五《ご》時《じ》まで〔　はたらく　〕。

52日の答え ▶ 1. か 2. むかし 3. きのぼ 4. しょうもう 5. おくがい 6. しんそつ
7. 損 8. 育 9. 守衛 10. 全身 11. 活字 12. 該当

55日

覚えておきたい基本の漢字

——線部は読み方をひらがなで、□は漢字を書きましょう。

612問 達成！

月　日

得点　／12

1 魚《さかな》を池《いけ》に放つ。（　　）

2 銀幕のスター。（　　）

3 臆病な小鹿《こじか》。（　　）

4 返答に困《こま》る。（　　）

5 折角の機会《きかい》だ。（　　）

6 お客様《きゃくさま》を出迎える。（　　）

7 ほっと□《いき》をつく。

8 未来《みらい》ある□□《わかもの》。

9 □□《じゆう》な時間《じかん》。

10 □□《げいれき》三十年《さんじゅうねん》のベテラン。

11 番組《ばんぐみ》の司会《しかい》を□□《こうばん》する。

12 □□《りくつ》に合《あ》わない。

53日の答え ▶ 1．くたに 2．わじま 3．ゆうぜん 4．にしじん 5．いまり 6．鉄器 7．江戸 8．和紙 9．人形 10．竹細工

56日

漢字組み立てパズル

パーツを組み合わせて、一文字の漢字を完成させましょう。

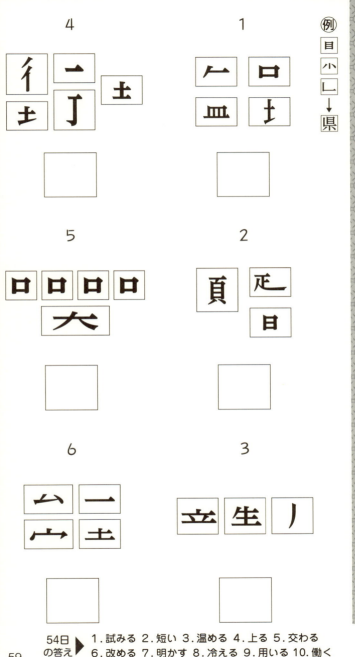

例 目 小 乚 → 県

1

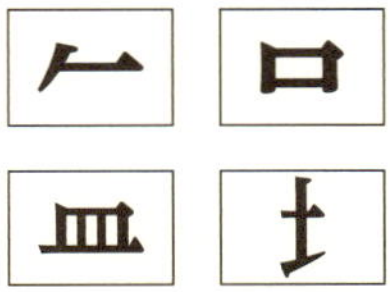

2

3

4

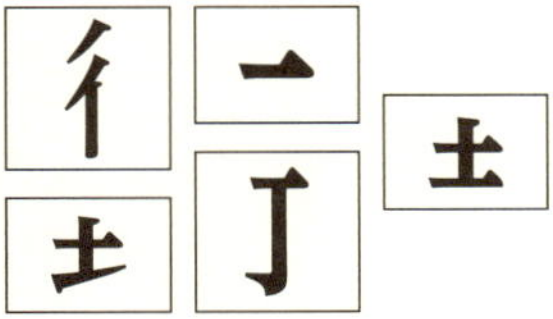

5

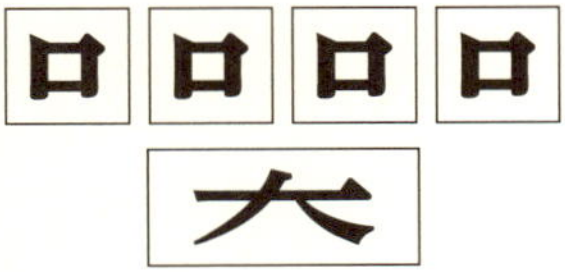

6

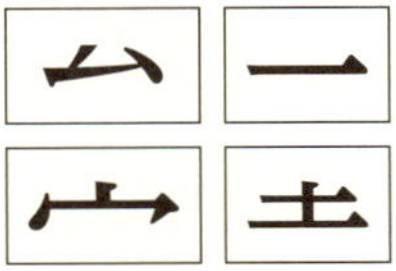

618問 達成！

月　日

得点　／6

54日の答え ▶ 1. 試みる 2. 短い 3. 温める 4. 上る 5. 交わる 6. 改める 7. 明かす 8. 冷える 9. 用いる 10. 働く

57日

覚えておきたい基本の漢字

――線部は読み方をひらがなで、□は漢字を書きましょう。

630問達成！

月　日

得点　／12

1　むし暑い夜《よる》。

2　責任《せきにん》を問う。

3　立入禁止《たちいりきんし》区域。

4　船首を東《ひがし》に向《む》ける。

5　痛恨のミスをする。

6　階級が上《あ》がる。

（　　）（　　）（　　）（　　）（　　）（　　）

7　髪《かみ》を□《むす》ぶ。

8　お□《つか》いを頼《たの》まれる。

9　□□《こうがい》の一軒家《いっけんや》。

10　□□《ただい》な利益《りえき》を得《え》る。

11　計画《けいかく》に□□《はんたい》する。

12　□□□《のうさんぶつ》の販売《はんばい》。

55日の答え▶ 1.はな 2.ぎんまく 3.おくびょう 4.へんとう 5.せっかく 6.でむか 7.息 8.若者 9.自由 10.芸歴 11.降板 12.理屈

58日

名産品（東日本編）

——線部は読み方をひらがなで、□は漢字を書きましょう。

1　夕張メロン（北海道《ほっかいどう》）　（　　　）

2　椎茸（岩手《いわて》）　（　　　）

3　比《ひ》内《ない》地鶏（秋田《あきた》）　（　　　）

4　笹かまぼこ（宮城《みやぎ》）　（　　　）

5　あんぽ柿（福島《ふくしま》）　（　　　）

6　水《み》戸《と》□《なっ》□《とう》（茨城《いばらき》）

7　□《こ》□《まつ》□《な》（埼玉《さいたま》）

8　下仁田ねぎ（群馬《ぐんま》）　（　　　）

9　□《しん》□《しゅう》りんご（長野《ながの》）

10　葡萄（山梨《やまなし》）　（　　　）

640問達成！

月　日

得点　／10

56日の答え ▶ 1.塩 2.題 3.産 4.街 5.器 6.室

59日

覚えておきたい基本の漢字

――線部は読み方をひらがなで、□は漢字を書きましょう。

652問 達成！

月　日

得点　／12

1 永い年月《ねんげつ》を過《す》ごす。（　　）

2 派閥争《あらそ》いを収《おさ》める。（　　）

3 後回しにする。（　　）

4 昭和時代《じだい》の建物《たてもの》。（　　）

5 楽《たの》しい予感。（　　）

6 油汚れを落《お》とす。（　　）

7 夜道《よみち》は□《くら》い。

8 試合《しあい》に□《ま》ける。

9 適切《てきせつ》に□《しょ》□《ち》する。

10 □《むら》□《はず》れにある泉《いずみ》。

11 上長《じょうちょう》の□《りょう》□《しょう》を得《え》る。

12 □《ひょう》□《てん》□《か》の寒《さむ》さ。

57日の答え ▶ 1. あつ 2. と 3. くいき 4. せんしゅ 5. つうこん 6. かいきゅう 7. 結 8. 使 9. 郊外 10. 多大 11. 反対 12. 農産物

60日

同音異義語

□に漢字を書きましょう。

1 □《い》□《ぎ》のある仕事《しごと》。

2 提案《ていあん》に□《い》□《ぎ》を唱《とな》える。

3 □《かい》□《しん》の出来《でき》栄《ば》えだ。

4 □《かい》□《しん》して真面目《まじめ》に働《はたら》く。

5 制度《せいど》を□《かい》□《しん》する。

6 □《へい》□《こう》な直線《ちょくせん》。

7 暑《あつ》さに□《へい》□《こう》する。

8 遠征《えんせい》から□《き》□《かん》する。

9 試用《しよう》□《き》□《かん》。

10 団体《だんたい》の□《き》□《かん》誌《し》。

662問 達成！

月　日

得点　／10

58日の答え ▶ 1. ゆうばり 2. しいたけ 3. じどり 4. ささ 5. がき 6. 納豆 7. 小松菜 8. しもにた 9. 信州 10. ぶどう

61日

歴史上の人物・出来事（鎌倉）

——線部は読み方をひらがなで、□は漢字を書きましょう。

674問 達成！

月　日

得点　／12

1　源《みなもとの》頼朝

2　運慶

3　北条《ほうじょう》時宗

4　承久の乱《らん》

5　六波羅探題《たんだい》の設置《せっち》

6　元寇

7　北条《ほうじょう》□《まさ》□《こ》

8　□《ご》□《と》□《ば》上皇《じょうこう》

9　□《しゅ》□《ご》地頭《じとう》の設置《せっち》

10　鎌倉《かまくら》□《ばく》□《ふ》の始《はじ》まり

11　□《しっ》□《けん》制度《せいど》の創設《そうせつ》

12　御成敗《ごせいばい》□《しき》□《もく》制定《せいてい》

59日の答え▶ 1. なが 2. はばつ 3. あとまわ 4. しょうわ 5. よかん 6. あぶらよご 7. 暗 8. 負 9. 処置 10. 村外 11. 了承 12. 氷点下

62日

覚えておきたい基本の漢字

――線部は読み方をひらがなで、□は漢字を書きましょう。

686問 達成！

月　日

得点　／12

1　牧場《ぼくじょう》を柵で囲《かこ》う。（　　）

2　とぼけて白を切《き》る。（　　）

3　食物《しょくもつ》繊維を摂取《せっしゅ》する。（　　）

4　豆腐《とうふ》を半丁買《か》う。（　　）

5　真相《しんそう》を究明する。（　　）

6　期待に胸《むね》が躍《おど》る。（　　）

7　みかんの□《かわ》をむく。

8　□《お》いかけっこをする。

9　□《か》□《ねん》ごみの日《ひ》。

10　ハンマーなどの□《こう》□《ぐ》。

11　□《おう》□《ひ》の冠《かんむり》。

12　□《ひょう》□《じょう》を和《やわ》らげる。

60日の答え ▶ 1．意義　2．異議　3．会心　4．改心　5．改新　6．平行　7．閉口　8．帰還　9．期間　10．機関

63日

四字熟語

――線部は読み方をひらがなで、□は漢字を書きましょう。

1 質実剛健《ごうけん》

2 博覧《はくらん》強記

3 悠悠《ゆうゆう》自適

4 唯《ゆい》我《が》独尊

5 付和雷同《らいどう》

6 薄利多《た》売《ばい》

7 半《はん》□《しん》半《はん》□《ぎ》

8 自《じ》□《が》自《じ》□《さん》

9 □《か》□《ちょう》風《ふう》月《げつ》

10 □《かん》□《ぜん》無《む》欠《けつ》

11 □《たん》□《とう》直《ちょく》入《にゅう》

12 □《ぎょく》□《せき》混《こん》交《こう》

698問達成！

月　日

得点　／12

61日の答え ▶ 1．よりとも 2．うんけい 3．ときむね 4．じょうきゅう 5．ろくはら 6．げんこう 7．政子 8．後鳥羽 9．守護 10．幕府 11．執権 12．式目

64日 覚えておきたい基本の漢字

——線部は読み方をひらがなで、□は漢字を書きましょう。

1 線路《せんろ》を延ばす。（　　）

2 雌雄を決《けっ》する。（　　）

3 話題の新製品《しんせいひん》。（　　）

4 彼《かれ》は童顔だ。（　　）

5 飲酒を控《ひか》える。（　　）

6 長編《ちょうへん》の叙事詩。（　　）

7 □《ち》の巡《めぐ》りを良《よ》くする。

8 □《しゃ》□《おん》会《かい》に出席《しゅっせき》する。

9 □《いち》□《じゅう》三菜《さんさい》を並《なら》べる。

10 □《ゆ》□《みず》のように金《かね》を使《つか》う。

11 ポイント□《ご》□《ばい》デー。

12 民生《みんせい》□《い》□《いん》になる。

710問達成！

月　日

得点　／12

62日の答え ▶ 1．さく 2．しら 3．せんい 4．はんちょう 5．きゅうめい 6．きたい 7．皮 8．追 9．可燃 10．工具 11．王妃 12．表情

65日

旧国名

——線部の読み方をひらがなで書きましょう。

720問達成！

月　日

得点　／10

1 陸奥

2 出羽

3 越後

4 佐渡

5 常陸

6 武蔵

7 相模

8 甲斐

9 駿河

10 美濃

63日の答え▶ 1. しつじつ 2. きょうき 3. じてき 4. どくそん 5. ふわ 6. はくり 7. 信・疑 8. 画・賛 9. 花鳥 10. 完全 11. 単刀 12. 玉石

66日

覚えておきたい基本の漢字

——線部は読み方をひらがなで、□は漢字を書きましょう。

732問 達成！

月　日

得点　／12

1 故郷《こきょう》に錦を飾《かざ》る。（　　）

2 かつての王《おう》の館。（　　）

3 半島を囲《かこ》む海《うみ》。（　　）

4 内容《ないよう》を把握する。（　　）

5 部屋《へや》の中央。（　　）

6 車《くるま》が死角から来《く》る。（　　）

7 □《も》ち物《もの》を確認《かくにん》する。

8 □《こう》□《りゅう》を深《ふか》める。

9 □《りょく》□《おう》色野菜《しょくやさい》を食《た》べる。

10 銀行《ぎんこう》で□《き》□《ちょう》する。

11 □《かん》□《ちょう》で働《はたら》く役人《やくにん》。

12 □《けん》□《ち》□《じ》選挙《せんきょ》。

64日の答え ▶ 1.の 2.しゆう 3.わだい 4.どうがん 5.いんしゅ 6.じょじし 7.血 8.謝恩 9.一汁 10.湯水 11.五倍 12.委員

67日

覚えておきたい基本の漢字

――線部は読み方をひらがなで、□は漢字を書きましょう。

744問 達成！

月　日

得点 ／12

1 花《はな》も**恥**じらう美貌《びぼう》。（　　）

2 **他力**本願《ほんがん》の教《おし》え。（　　）

3 心《こころ》の**琴線**に触《ふ》れる。（　　）

4 怖《こわ》さに**鳥肌**が立《た》つ。（　　）

5 政《せい》治《じ》的《てき》な**確信犯**。（　　）

6 **破天荒**な試《こころ》みだ。（　　）

7 気《き》が□《お》けない友人《ゆうじん》だ。

8 □《ねん》□《ど》をこねる。

9 □《しお》□《どき》を待《ま》って出《で》かける。

10 周囲《しゅうい》の□《しっ》□《しょう》を買《か》う。

11 □《たい》□《れつ》を組《く》んで進《すす》む。

12 □《あめ》□《も》□《よう》の雲《くも》。

65日の答え ▶ 1. むつ 2. でわ 3. えちご 4. さど 5. ひたち 6. むさし 7. さがみ 8. かい 9. するが 10. みの

68日

日本の三大瀑布《ばくふ》・三大ダム

―線部は読み方をひらがなで、□は漢字を書きましょう。

750問達成！

月　日

得点　／6

【三大瀑布】

1　華厳の滝《たき》……□《ちょっ》□《か》型《がた》の滝《たき》
（　　）

2　袋田の滝《たき》……□《とう》□《けつ》することがある
（　　）

3　那智の滝《たき》……□《らく》□《さ》日本一《にほんいち》の滝《たき》
（　　）

【三大ダム】

4　奥只見ダム……□《ちょ》□《すい》量《りょう》は日本第二位《にほんだいにい》
（　　）

5　黒部ダム……□《えい》□《が》化《か》で知《し》られる
（　　）

6　御母衣ダム……荘川桜《しょうかわざくら》の移植《いしょく》が□《ゆう》□《めい》
（　　）

66日の答え▶ 1.にしき 2.やかた 3.はんとう 4.はあく 5.ちゅうおう 6.しかく 7.持 8.交流 9.緑黄 10.記帳 11.官庁 12.県知事

69日

覚えておきたい基本の漢字

――線部は読み方をひらがなで、□は漢字を書きましょう。

1 朗らかな笑顔《えがお》。（　　）

2 王《おう》に次ぐ立場《たちば》。（　　）

3 花畑に行《い》く。（　　）

4 研究所《けんきゅうじょ》の標本。（　　）

5 礼服を着《き》る。（　　）

6 留学《りゅうがく》を奨励する。（　　）

7 □《つね》に落《お》ち着《つ》いている。

8 彼《かれ》は弓《ゆみ》の□《たつ》□《じん》だ。

9 今日《きょう》は□《しつ》□《ど》が高《たか》い。

10 □《たい》□《こ》の生《い》き物《もの》。

11 □《きゅう》□《しゅう》を訪《おとず》れる。

12 □《かい》□《ごう》に出席《しゅっせき》する。

762問 達成！

月　日

得点　／12

67日の答え ▶ 1. は 2. たりき 3. きんせん 4. とりはだ 5. かくしんはん 6. はてんこう 7. 置 8. 粘土 9. 潮時 10. 失笑 11. 隊列 12. 雨模様

70日

故事成語

——線部は読み方をひらがなで、□は漢字を書きましょう。

774問達成！

月　日

得点　／12

1 助長

2 矛盾

3 温故知《ち》新《しん》

4 背水の陣《じん》

5 切磋《せっさ》琢磨

6 白髪三千丈《さんぜんじょう》

7 蛇《だ》□《そく》

8 □《あっ》□《かん》

9 □《ぎょ》□《ふ》の利《り》

10 □《た》□《ざん》の石《いし》

11 □《ぎゅう》□《じ》を執《と》る

12 画竜点睛《がりょうてんせい》を□《か》く

68日の答え ▶ 1．けごん・直下 2．ふくろだ・凍結 3．なち・落差 4．おくただみ・貯水 5．くろべ・映画 6．みぼろ・有名

71日

覚えておきたい基本の漢字

——線部は読み方をひらがなで、□は漢字を書きましょう。

786問達成！

月　日

得点　／12

1 この荷物《にもつ》は軽い。

2 紅茶《こうちゃ》をカップに注ぐ。

3 路線を変更《へんこう》する。

4 イベントを主催する。

5 船《ふね》を係留する。

6 働《はたら》いて報酬を得《え》る。

7 □《かみ》に祈《いの》りを捧《ささ》げる。

8 元気《げんき》が出《で》る□《うた》。

9 品質《ひんしつ》を□《い》□《じ》する。

10 掃除機《そうじき》の□《きゅう》□《いん》力《りょく》。

11 □《ほう》□《こう》を指《さ》し示《しめ》す。

12 □《まい》□《びょう》三《さん》メートルで進《すす》む。

69日の答え ▶ 1.ほが 2.つ 3.はなばたけ 4.ひょうほん 5.れいふく 6.しょうれい 7.常 8.達人 9.湿度 10.太古 11.九州 12.会合

72日

同訓異字

□に漢字を書きましょう。

1 まだ□《はや》い時間《じかん》だ。

2 彼《かれ》は足《あし》が□《はや》い。

3 夜《よ》が□《あ》ける。

4 家《いえ》を□《あ》ける。

5 窓《まど》を□《あ》ける。

6 □《あたた》かいスープ。

7 □《あたた》かい部屋《へや》。

8 人情《にんじょう》が□《あつ》い。

9 □《あつ》い日《ひ》が続《つづ》く。

10 □《あつ》い茶《ちゃ》を飲《の》む。

796問達成！

月　日

得点　／10

70日の答え▶ 1.じょちょう 2.むじゅん 3.おんこ 4.はいすい 5.たくま 6.はくはつ 7.足 8.圧巻 9.漁夫 10.他山 11.牛耳 12.欠

73日

手紙の用語

□に漢字を書きましょう。

1. □《はい》□《けい》
2. □《ぜん》□《りゃく》
3. □《きん》□《げん》
4. □《けい》□《ぐ》
5. □《そう》□《そう》
6. □《つい》□《しん》
7. □《まっ》□《ぴつ》
8. ご□《せい》□《えい》
9. ご□《けん》□《しょう》
10. ご□《じ》□《あい》

806問達成！

月　日

得点　／10

71日の答え▶ 1. かる 2. そそ 3. ろせん 4. しゅさい 5. けいりゅう 6. ほうしゅう 7. 神 8. 歌 9. 維持 10. 吸引 11. 方向 12. 毎秒

74日

覚えておきたい基本の漢字

——線部は読み方をひらがなで、□は漢字を書きましょう。

818問 達成！

月　日

得点　／12

1 仕事《しごと》を終える。（　　）

2 飛行機《ひこうき》の操縦士《し》。（　　）

3 左遷を回避《かいひ》する。（　　）

4 意図的《てき》に話《はな》す。（　　）

5 アジアの仏教《ぶっきょう》寺院。（　　）

6 連覇を達成《たっせい》する。（　　）

7 □《にわ》に差《さ》す光《ひかり》。

8 かばんが□《おも》い。

9 ワカメなどの□《かい》□《そう》類《るい》。

10 ラジオの□《ほう》□《そう》局《きょく》。

11 物語《ものがたり》の□《じょ》□《しょう》。

12 料理《りょうり》を□《ちゅう》□《もん》する。

72日の答え ▶ 1.早 2.速 3.明 4.空 5.開 6.温 7.暖 8.厚 9.暑 10.熱

75日

類義語

□に漢字を書き、類義語の組を完成させましょう。

1 精密《せいみつ》＝□《めん》密《みつ》

2 緊迫《きんぱく》＝□《せっ》迫《ぱく》

3 意外《いがい》＝□《あん》外《がい》

4 希望《きぼう》＝□《がん》望《ぼう》

5 終了《しゅうりょう》＝□《かん》了《りょう》

6 認可《にんか》＝□《きょ》可《か》

7 瞬時《しゅんじ》＝□《すん》時《じ》

8 有名《ゆうめい》＝□《ちょ》名《めい》

9 朗報《ろうほう》＝□《きっ》報《ぽう》

10 脚本《きゃくほん》＝□《だい》本《ほん》

11 静養《せいよう》＝□《きゅう》養《よう》

12 逆境《ぎゃっきょう》＝□《く》境《きょう》

830問 達成！

月　日

得点

／12

73日の答え ▶ 1．拝啓 2．前略 3．謹言 4．敬具 5．草々 6．追伸 7．末筆 8．清栄 9．健勝 10．自愛

76日

覚えておきたい基本の漢字

——線部は読み方をひらがなで、□は漢字を書きましょう。

842問達成！

月　日

得点　／12

1 穏やかな暮《く》らし。（　　）

2 店《みせ》の常連客《きゃく》。（　　）

3 豪華な応接《おうせつ》間《ま》。（　　）

4 鉄橋を渡《わた》る。（　　）

5 速読トレーニング。（　　）

6 要件を確《たし》かめる。（　　）

7 □《うつく》しい文章《ぶんしょう》。

8 市《し》の運営《うんえい》する□《し》□《せつ》。

9 期日《きじつ》までに□《とう》□《ひょう》する。

10 天然《てんねん》□《し》□《げん》の利《り》用《よう》。

11 □《し》□《た》ての良《よ》いスーツ。

12 □《ぶ》□《ひん》を交換《こうかん》する。

74日の答え ▶ 1．お 2．そうじゅう 3．させん 4．いと 5．じいん 6．れんぱ 7．庭 8．重 9．海藻 10．放送 11．序章 12．注文

77日

動物・鳥の名前

——線部は読み方をひらがなで、□は漢字を書きましょう。

852問達成！

月　日

得点　／10

1 山羊（　　）

2 狼（　　）

3 二十日鼠（　　）

4 丹頂（鶴《つる》）（　　）

5 河馬（　　）

6 □《しか》

7 □□《おなが》鶏《どり》

8 □□《すいぎゅう》

9 □□□《あおだいしょう》（蛇《へび》）

10 □□□《ほっきょくぐま》

75日の答え ▶ 1.綿 2.切 3.案 4.願 5.完 6.許 7.寸 8.著 9.吉 10.台 11.休 12.苦

78日

覚えておきたい基本の漢字

——線部は読み方をひらがなで、□は漢字を書きましょう。

864問達成！

月　日

得点　／12

1　ごみを拾う。（　　）

2　命の尊《とうと》さを伝《つた》える。（　　）

3　石炭を燃《も》やす。（　　）

4　活躍に期待《きたい》する。（　　）

5　支局の特派員《とくはいん》。（　　）

6　太平洋に浮《う》かぶ島《しま》。（　　）

7　糖分《とうぶん》を□《ひか》える。

8　心《こころ》が□《うご》かされる。

9　おいしい□□《こうちゃ》を飲《の》む。

10　□□《しこう》を巡《めぐ》らせる。

11　サービスを□□《ていきょう》する。

12　君《きみ》がいれば□□□《ひゃくにんりき》だ。

76日の答え　1．おだ　2．じょうれん　3．ごうか　4．てっきょう　5．そくどく　6．ようけん　7．美　8．施設　9．投票　10．資源　11．仕立　12．部品

79日

特別な読み方の言葉

——線部の読み方をひらがなで書きましょう。

874問 達成！

月　日

得点 /10

1 今年の夏《なつ》は暑《あつ》い。

2 一泊《いっぱく》二日の旅行《りょこう》。

3 乙女心《ごころ》を理解《りかい》する。

4 大人向《む》けの味付《あじつ》け。

5 窓《まど》から景色を見《み》る。

6 田舎に住《す》みたい。

7 笑顔で応対《おうたい》する。

8 風邪薬《ぐすり》を飲《の》む。

9 河原で休憩《きゅうけい》する。

10 迷子に声《こえ》をかける。

77日の答え ▶ 1. やぎ 2. おおかみ 3. はつかねずみ 4. たんちょう 5. かば 6. 鹿 7. 尾長 8. 水牛 9. 青大将 10. 北極熊

80日

覚えておきたい基本の漢字

――線部は読み方をひらがなで、□は漢字を書きましょう。

1 波が打《う》ち寄《よ》せる。（　　）

2 病が癒《い》える。（　　）

3 落第をまぬがれる。（　　）

4 教育法《ほう》を見《み》直《なお》す。（　　）

5 お駄賃をあげる。（　　）

6 玉手箱を開《あ》ける。（　　）

7 情熱《じょうねつ》の□《ほのお》を燃《も》やす。

8 □《さいわ》いけがはなかった。

9 □《ち》□《く》の代表《だいひょう》になる。

10 一《いち》の位《くらい》を□《し》□《しゃ》五入《ごにゅう》する。

11 著名《ちょめい》な□《ひ》□《ひょう》家《か》。

12 事態《じたい》が□《しん》□《てん》する。

886問 達成！

月　日

得点　／12

78日の答え ▶ 1. ひろ 2. いのち 3. せきたん 4. かつやく 5. しきょく 6. たいへいよう 7. 控 8. 動 9. 紅茶 10. 思考 11. 提供 12. 百人力

81日

政治・経済に関する言葉

――線部は読み方をひらがなで、□は漢字を書きましょう。

896問達成！

月　日

得点　／10

1 憲法の公布《こうふ》（　　）

2 国家《こっか》元首（　　）

3 外交政策《せいさく》（　　）

4 国債の発行《はっこう》（　　）

5 貿易《ぼうえき》摩擦（　　）

6 □□《みんしゅ》政治《せいじ》

7 □□《せんきょ》権《けん》

8 □□《じょうやく》の締結《ていけつ》

9 平均□□《かぶか》

10 □□□《しょとくぜい》

79日の答え ▶ 1. ことし 2. ふつか 3. おとめ 4. おとな 5. けしき 6. いなか 7. えがお 8. かぜ 9. かわら 10. まいご

82日

部首が分かりにくい漢字

□に漢字を書きましょう。

906問達成！

月　日

得点　／10

【部首が「口」の漢字】

1　果物《くだもの》を□《うつわ》に盛《も》る。

2　□《ご》服店《ふくてん》を営《いとな》む。

【部首が「止」の漢字】

3　駅《えき》まで□《ある》く。

4　□《さい》月《げつ》を重《かさ》ねる。

5　□《れき》史《し》小説《しょうせつ》が好《す》きだ。

【部首が「衣」の漢字】

6　公平《こうへい》な□《さば》きを下《くだ》す。

7　体力《たいりょく》が□《おとろ》える。

【部首が「日」の漢字】

8　□《しょ》写《しゃ》の練習《れんしゅう》。

9　□《さい》後《ご》まで諦《あきら》めない。

10　演奏会《えんそうかい》の□《きょく》目《もく》を決《き》める。

80日の答え ▶ 1.なみ 2.やまい 3.らくだい 4.きょういく 5.だちん 6.たまてばこ 7.炎 8.幸 9.地区 10. 四捨 11.批評 12.進展

83日

覚えておきたい基本の漢字

――線部は読み方をひらがなで、□は漢字を書きましょう。

918問 達成！

月　日

得点　／12

1 危険《きけん》が去る。（　　）

2 本音《ほんね》を気取られる。（　　）

3 きつい坂道。（　　）

4 想定の範《はん》囲《い》内《ない》だ。（　　）

5 腹蔵なく語《かた》り合《あ》う。（　　）

6 水《みず》が沸騰する。（　　）

7 □《ひつじ》の親子《おやこ》。

8 優《すぐ》れた□《み》□《かく》。

9 かたくなに□《きょ》□《ぜつ》する。

10 勝利《しょうり》に□《き》□《しょく》満面《まんめん》だ。

11 美《うつく》しい□《ち》□《きゅう》。

12 □《そと》□《まわ》り営業《えいぎょう》に出《で》る。

81日の答え ▶ 1.けんぽう 2.げんしゅ 3.がいこう 4.こくさい 5.まさつ 6.民主 7.選挙 8.条約 9.株価 10.所得税

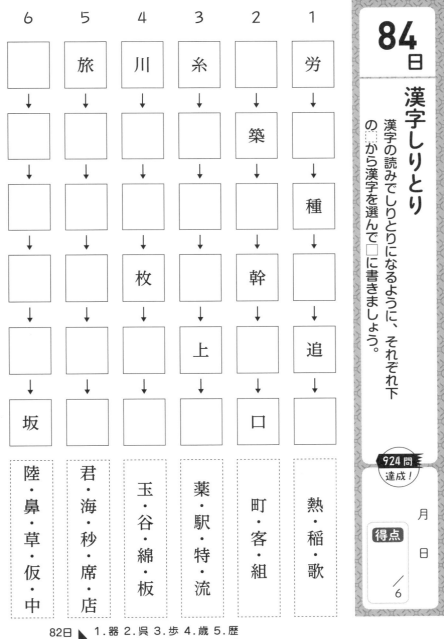

84日

漢字しりとり

漢字の読みでしりとりになるように、それぞれ下の⬚から漢字を選んで□に書きましょう。

1	2	3	4	5	6
労		糸	川	旅	
↓	↓	↓	↓	↓	↓
	築				
↓	↓	↓	↓	↓	↓
種					
↓	↓	↓	↓	↓	↓
	幹		枚		
↓	↓	↓	↓	↓	↓
追		上			
↓	↓	↓	↓	↓	↓
	口				坂
熱・稲・歌	町・客・組	薬・駅・特・流	玉・谷・綿・板	君・海・秒・席・店	陸・鼻・草・仮・中

924問達成！

月　日

得点　／6

82日の答え ▶ 1．器 2．呉 3．歩 4．歳 5．歴 6．裁 7．衰 8．書 9．最 10．曲

85日

覚えておきたい基本の漢字

――線部は読み方をひらがなで、□は漢字を書きましょう。

936問 達成！

月　日

得点　／12

1 牛《うし》が**暴**れる。

2 才能《さいのう》を**発揮**する。

3 **曇天**が続《つづ》く。

4 **文章**をよく読《よ》む。

5 **陽動**作戦《さくせん》に出《で》る。

6 **根負**けして折《お》れる。

（　　）（　　）（　　）（　　）（　　）（　　）

7 表彰《ひょうしょう》を□《う》ける。

8 □《あく》□《みょう》高《だか》い。

9 計画《けいかく》を□《ほ》□《りゅう》にする。

10 □《きん》□《じょ》付《づ》き合《あ》い。

11 弱点《じゃくてん》を□《こく》□《ふく》する。

12 □《ふで》□《ぶ》□《しょう》な人《ひと》。

83日の答え ▶ 1.さ 2.けど 3.さかみち 4.そうてい 5.ふくぞう 6.ふっとう 7.羊 8.味覚 9.拒絶 10.喜色 11.地球 12.外回

86日

季節に関する言葉（夏）

――線部は読み方をひらがなで、□は漢字を書きましょう。

948問達成！

月　日

得点　／12

1　立夏（　　）

2　土用（　　）

3　雲《くも》の峰（　　）

4　風鈴（　　）

5　納涼船（　　）

6　熱帯夜（　　）

7　□《う》ち水《みず》

8　□《むぎ》わら帽《ぼう》子《し》

9　□《むし》□《と》り

10　□《はな》□《び》

11　□《うみ》□《びら》き

12　□《えん》□《えい》

84日の答え ▶ 1.歌、熱、稲 2.町、組、客 3.特、薬、流、駅 4.綿、玉、板、谷 5.秒、海、店、席、君 6.鼻、中、仮、陸、草

87日

覚えておきたい基本の漢字

――線部は読み方をひらがなで、□は漢字を書きましょう。

960問 達成！

月　日

得点　／12

1 先《さき》を**急**ぐ。（　　）

2 **君**を信《しん》じよう。（　　）

3 大会《たいかい》で**入賞**する。（　　）

4 **欄外**に注記《ちゅうき》する。（　　）

5 全力《ぜんりょく》で**勝負**する。（　　）

6 **清潔**な服《ふく》を着《き》る。（　　）

7 □《くる》しみを乗《の》り越《こ》える。

8 しばらくの□《あいだ》。

9 □《しゅう》□《い》をよく見《み》る。

10 □《ちゃ》□《の》み友達《ともだち》。

11 荒野《こうや》を□《かい》□《たく》する。

12 英語《えいご》の□《べん》□《きょう》。

85日の答え▶ 1. あば 2. はっき 3. どんてん 4. ぶんしょう 5. ようどう 6. こんま 7. 受 8. 悪名 9. 保留 10. 近所 11. 克服 12. 筆不精

88日

書き間違えやすい漢字・言葉

□に漢字を書きましょう。

1 □《えき》前《まえ》で友人《ゆうじん》と会《あ》う。

2 小鳥《ことり》の□《な》き声《ごえ》。

3 □《みどり》を大切《たいせつ》にしよう。

4 □《け》しゴムを使《つか》う。

5 □《はは》の手《て》料理《りょうり》。

6 □《あい》読書《どくしょ》を持《も》ち歩《ある》く。

7 みんなで□《きょう》走《そう》する。

8 選挙《せんきょ》の得《とく》□《ひょう》数《すう》。

9 学校帰《がっこうがえ》りの□《じ》□《どう》たち。

10 □《ねっ》□《たい》□《ぎょ》を育《そだ》てる。

970問達成！

月　日

得点　／10

86日の答え ▶ 1. りっか 2. どよう 3. みね 4. ふうりん 5. のうりょうせん 6. ねったいや 7. 打 8. 麦 9. 虫取（虫捕）10. 花火 11. 海開 12. 遠泳

89日

四字熟語

――線部は読み方をひらがなで、□は漢字を書きましょう。

982問達成！

月　日

得点　／12

1　泰然自《じ》若《じゃく》

2　粉骨砕《さい》身《しん》

3　油断大《たい》敵《てき》

4　軽挙妄《もう》動《どう》

5　馬耳東《とう》風《ふう》

6　快《かい》刀《とう》乱麻

7　□《が》□《でん》引《いん》水《すい》

8　□《う》往《おう》□《さ》往《おう》

9　□《いっ》□《しょ》懸《けん》命《めい》

10　千《せん》差《さ》□《ばん》□《べつ》

11　□《きゅう》□《てん》直《ちょっ》下《か》

12　多《た》□《げい》多《た》□《さい》

87日の答え▶ 1.いそ 2.きみ 3.にゅうしょう 4.らんがい 5.しょうぶ 6.せいけつ 7.苦 8.間 9.周囲 10.茶飲 11.開拓 12.勉強

90日

囲碁・将棋に関する言葉

——線部は読み方をひらがなで、□は漢字を書きましょう。

1 碁盤

2 棋士

3 布石

4 持《も》ち駒

5 詰み

（　　）（　　）（　　）（　　）（　　）

6 □《ま》った

7 □《たい》□《きょく》

8 □《もく》□《さん》

9 □《おう》□《て》

10 □《ぎょく》□《しょう》

992問達成！

月　日

得点　／10

88日の答え▶ 1.駅 2.鳴 3.緑 4.消 5.母 6.愛 7.競 8.票 9.児童 10.熱帯魚

91日

覚えておきたい基本の漢字

——線部は読み方をひらがなで、□は漢字を書きましょう。

1004問達成！

月　日

得点　／12

1 謎を解《と》き明《あ》かす。（　　）

2 素《す》晴《ば》らしい演奏。（　　）

3 座右の銘《めい》を決《き》める。（　　）

4 金糸で縫《ぬ》う。（　　）

5 皮肉を言《い》う。（　　）

6 ヒノキを植林する。（　　）

7 家《いえ》から□《とお》ざかる。

8 □《な》き顔《がお》になる。

9 新《あら》たな□《ふな》□《で》を祝《いわ》う。

10 □《げき》□《じょう》でオペラを観《み》る。

11 □《じ》□《こ》主張《しゅちょう》が激《はげ》しい。

12 □《いっ》□《かつ》払《ばら》いで買《か》う。

89日の答え ▶ 1.たいぜん 2.ふんこつ 3.ゆだん 4.けいきょ 5.ばじ 6.らんま 7.我田 8.右・左 9.一所 10.万別 11.急転 12.芸・才

92日

対義語

□に漢字を書き、対義語の組を完成させましょう。

1　抽象《ちゅうしょう》 ⇕ □《ぐ》□《たい》

2　戦争《せんそう》 ⇕ □《へい》□《わ》

3　生産《せいさん》 ⇕ □《しょう》□《ひ》

4　南下《なんか》 ⇕ □《ほく》□《じょう》

5　革新《かくしん》 ⇕ □《ほ》□《しゅ》

6　複雑《ふくざつ》 ⇕ □《たん》□《じゅん》

7　困難《こんなん》 ⇕ □《よう》□《い》

8　遺失《いしつ》 ⇕ □《しゅう》□《とく》

9　分析《ぶんせき》 ⇕ □《そう》□《ごう》

10　実践《じっせん》 ⇕ □《り》□《ろん》

11　寒冷《かんれい》 ⇕ □《おん》□《だん》

12　左遷《させん》 ⇕ □《えい》□《てん》

1016問達成！

月　日

得点　／12

90日の答え ▶ 1.ごばん 2.きし 3.ふせき 4.ごま 5.つ 6.待 7.対局（大局）8.目算 9.王手 10.玉将

93日

覚えておきたい基本の漢字

――線部は読み方をひらがなで、□は漢字を書きましょう。

1028問 達成！

月　日

得点 ／12

1 荷物《にもつ》を運ぶ。（　　）

2 正装《せいそう》が様になる。（　　）

3 靴《くつ》が窮屈になる。（　　）

4 板戸をはめる。（　　）

5 火薬を取《と》り扱《あつか》う。（　　）

6 小休止をとる。（　　）

7 歌《うた》に想《おも》いを□《たく》す。

8 船《ふね》のスピードが□《はや》まる。

9 □《えい》□《じ》新聞《しんぶん》を読《よ》む。

10 内科《ないか》□《い》□《いん》の先生《せんせい》。

11 後輩《こうはい》に□《じょ》□《げん》する。

12 保護者《ほごしゃ》が□《どう》□《はん》する。

91日の答え ▶ 1. なぞ　2. えんそう　3. ざゆう　4. きんし　5. ひにく　6. しょくりん　7. 遠　8. 泣　9. 船出　10. 劇場　11. 自己　12. 一括

94日

歴史上の人物・出来事（室町・安土桃山）

――線部は読み方をひらがなで、□は漢字を書きましょう。

1040問達成！

月　日

得点　／12

1 足利《あしかが》尊氏

2 雪舟

3 毛利《もうり》元就

4 応仁の乱《らん》

5 楽市楽座

6 関ヶ原の戦《たたか》い

7 足利《あしかが》□《よし》□《みつ》

8 織《お》田《だ》□《のぶ》□《なが》

9 豊臣《とよとみ》□《ひで》□《よし》

10 □《なん》□《ぼく》□《ちょう》合一《ごういつ》

11 キリスト教《きょう》の□《でん》□《らい》

12 □《ほん》□《のう》□《じ》の変《へん》

92日の答え ▶ 1．具体 2．平和 3．消費 4．北上 5．保守 6．単純 7．容易 8．拾得 9．総合 10．理論 11．温暖 12．栄転

95日

覚えておきたい基本の漢字

——線部は読み方をひらがなで、□は漢字を書きましょう。

1052問達成！

月　日

得点　／12

1　順番《じゅんばん》を決める。（　　）

2　質屋で骨董品《こっとうひん》を買《か》う。（　　）

3　パソコンを起動する。（　　）

4　鮭《さけ》の放流。（　　）

5　灯油を使《つか》うストーブ。（　　）

6　過剰包装《ほうそう》を避《さ》ける。（　　）

7　暑《あつ》さで花《はな》が□《よわ》る。

8　信頼《しんらい》が□《ふか》まる。

9　地道《じみち》に□《れん》□《しゅう》する。

10　利益《りえき》を□《ぶん》□《ぱい》する。

11　□《かん》□《し》を暗唱《あんしょう》する。

12　ここは通話《つうわ》の□《けん》□《がい》だ。

93日の答え▶ 1.はこ 2.さま 3.きゅうくつ 4.いたど 5.かやく 6.しょうきゅうし 7.託 8.速 9.英字 10.医院 11.助言 12.同伴

96日 同訓異字

□に漢字を書きましょう。

1 身《み》の□《まわ》りの世話《せわ》。

2 池《いけ》の□《まわ》りを歩《ある》く。

3 川《かわ》を□《のぼ》る魚《さかな》。

4 朝日《あさひ》が□《のぼ》る。

5 富士山《ふじさん》に□《のぼ》る。

6 月《つき》の□《はじ》め。

7 本《ほん》を読《よ》み□《はじ》める。

8 学問《がくもん》を□《おさ》める。

9 王《おう》が国《くに》を□《おさ》める。

10 授業料《じゅぎょうりょう》を□《おさ》める。

1062問達成！

月　日

得点　／10

94日の答え ▶ 1. たかうじ 2. せっしゅう 3. もとなり 4. おうにん 5. らくいちらくざ 6. せきがはら 7. 義満 8. 信長 9. 秀吉 10. 南北朝 11. 伝来 12. 本能寺

97日

覚えておきたい基本の漢字

——線部は読み方をひらがなで、□は漢字を書きましょう。

1074問 達成！

月　日

得点 ／12

1 野草《やそう》が茂る。（　　）

2 写真《しゃしん》の構図を考《かんが》える。（　　）

3 葉陰で休《やす》む蝶《ちょう》。（　　）

4 地球《ちきゅう》の緑化運動《うんどう》。（　　）

5 あの人《ひと》は石頭だ。（　　）

6 横着は良《よ》くない。（　　）

7 マラソン大会《たいかい》を□《おこな》う。

8 □《しゅう》□《まつ》から出《で》かける。

9 □《つち》□《あそ》びをする子《こ》ども。

10 □《た》□《ぼう》を理由《りゆう》にしない。

11 □《しゅく》□《めい》のライバル。

12 地方《ちほう》から□《じょう》□《きょう》する。

95日の答え ▶ 1.き 2.しちや 3.きどう 4.ほうりゅう 5.とうゆ 6.かじょう 7.弱 8.深 9.練習 10.分配 11.漢詩 12.圏外

98日

山の名前

——線部は読み方をひらがなで、□は漢字を書きましょう。

1084問 達成！

月　日

得点　／10

1　大雪山《さん》（北海道《ほっかいどう》）（　　）

2　□《いわ》□《き》山《さん》（東北《とうほく》）

3　蔵王連峰《れんぽう》（東北《とうほく》）（　　）

4　□《あさ》□《ま》山《やま》（関東《かんとう》・中部《ちゅうぶ》）

5　□《ひ》□《うち》山《やま》（中部《ちゅうぶ》）

6　□《ほ》□《たか》岳《だけ》（中部《ちゅうぶ》）

7　御嶽山《さん》（中部《ちゅうぶ》）（　　）

8　伊吹山《やま》（近畿《きんき》）（　　）

9　□《つるぎ》山《さん》（四国《しこく》）

10　阿蘇山《さん》（九州《きゅうしゅう》）（　　）

96日の答え ▶ 1.回 2.周 3.上 4.昇 5.登 6.初 7.始 8.修 9.治 10.納

99日

覚えておきたい基本の漢字

——線部は読み方をひらがなで、□は漢字を書きましょう。

1096問達成！

月　日

得点　／12

1　失われた森《もり》。（　　　）

2　難なくクリアする。（　　　）

3　俊足を誇《ほこ》る。（　　　）

4　高低差《さ》のある土地《とち》。（　　　）

5　老練な狩人《かりうど》。（　　　）

6　メンバーを募集する。（　　　）

7　□《かな》しみに耐《た》える。

8　□《あ》り金《がね》をはたいて買《か》う。

9　□《こう》□《きょう》交通機関《こうつうきかん》を使《つか》う。

10　若葉《わかば》の□《き》□《せつ》。

11　□《かわ》□《ぎし》で釣《つ》りをする。

12　ミスをして□《らく》□《たん》する。

97日の答え ▶ 1.しげ 2.こうず 3.はかげ 4.りょっか 5.いしあたま 6.おうちゃく 7.行 8.週末 9.土遊 10.多忙 11.宿命 12.上京

100日

読み間違えやすい漢字・言葉

――線部の読み方をひらがなで書きましょう。

1106問 達成！

月　日

得点　／10

1 寺《てら》を建立する。

2 任務《にんむ》を遂行する。

3 法律《ほうりつ》を遵守する。

4 仏《ほとけ》のご利益がある。

5 解熱剤《ざい》を飲《の》む。

6 月極めの駐車場《ちゅうしゃじょう》。

7 既出の案件《あんけん》だ。

8 因縁のある相手《あいて》だ。

9 財政《ざいせい》が破綻する。

10 会釈を交《か》わす。

98日の答え ▶ 1．たいせつ（だいせつ）2．岩木 3．ざおう 4．浅間 5．火打 6．穂高 7．おんたけ 8．いぶき 9．剣 10．あそ

101日

夏の花の名前

——線部は読み方をひらがなで、□は漢字を書きましょう。

1116問 達成！

月　日

得点　／10

1 芙蓉
（　　　　）

2 百合
（　　　　）

3 鳳仙花
（　　　　）

4 向日葵
（　　　　）

5 紫陽花
（　　　　）

6 □《はす》

7 □《あさ》□《がお》

8 □《なん》□《てん》

9 □《つゆ》□《くさ》

10 □《げっ》□《か》□《び》□《じん》

99日の答え ▶ 1.うしな 2.なん 3.しゅんそく 4.こうてい 5.ろうれん 6.ぼしゅう 7.悲 8.有 9.公共 10.季節 11.川岸 12.落胆

102日

覚えておきたい基本の漢字

——線部は読み方をひらがなで、□は漢字を書きましょう。

1 泣《な》く子《こ》を慰める。（　　　）

2 物事《ものごと》の良し悪《あ》し。（　　　）

3 円周を測《はか》る。（　　　）

4 岩塩が採《と》れる場所《ばしょ》。（　　　）

5 大役《たいやく》を拝命する。（　　　）

6 弁当《べんとう》を持参する。（　　　）

7 事件《じけん》が□《お》こる。

8 □《けい》□《かい》なリズム。

9 □《かく》□《じ》で保管《ほかん》する。

10 双子《ふたご》の□《し》□《まい》。

11 出張先《しゅっちょうさき》から□《き》□《しゃ》する。

12 □《すい》□《ぞく》□《かん》へ行《い》く。

1128問達成！

月　日

得点

／12

100日の答え ▶ 1. こんりゅう 2. すいこう 3. じゅんしゅ 4. りやく 5. げねつ 6. つきぎ 7. きしゅつ 8. いんねん 9. はたん 10. えしゃく

103日

四字熟語

——線部は読み方をひらがなで、□は漢字を書きましょう。

1140問 達成！

月　日

得点　／12

1 独立《どくりつ》独歩

2 意《い》気《き》揚揚

3 奇想天《てん》外《がい》

4 清廉潔《けっ》白《ぱく》

5 栄枯盛《せい》衰《すい》

6 冠婚葬《そう》祭《さい》

7 □《き》怒《ど》哀《あい》□《らく》

8 一《いち》部《ぶ》□《し》□《じゅう》

9 門《もん》外《がい》□《ふ》□《しゅつ》

10 □《くう》前《ぜん》□《ぜつ》後《ご》

11 公《こう》平《へい》□《む》□《し》

12 一《いっ》刀《とう》□《りょう》□《だん》

101日の答え ▶ 1．ふよう　2．ゆり　3．ほうせんか　4．ひまわり　5．あじさい　6．蓮　7．朝顔　8．南天　9．露草　10．月下美人

104日

覚えておきたい基本の漢字

——線部は読み方をひらがなで、□は漢字を書きましょう。

1152問 達成！

月　日

得点　／12

1 自由《じゆう》を求める。（　　　）

2 総力《そうりょく》を挙げる。（　　　）

3 上司の指示《しじ》に従《したが》う。（　　　）

4 創業者《そうぎょうしゃ》の銅像。（　　　）

5 埋没した財宝《ざいほう》。（　　　）

6 収入《しゅうにゅう》を合算する。（　　　）

7 道行《みちゆ》く人《ひと》が□《おお》い。

8 文献《ぶんけん》を□《ふく》□《しゃ》する。

9 日々《ひび》の□《ろう》□《どう》。

10 本《ほん》を□《もく》□《どく》する。

11 連絡《れんらく》を□《こころ》□《ま》ちにする。

12 □《しょ》□《ちゅう》見舞《みま》いを送《おく》る。

102日の答え ▶ 1.なぐさ 2.よ 3.えんしゅう 4.がんえん 5.はいめい 6.じさん 7.起 8.軽快 9.各自 10.姉妹 11.帰社 12.水族館

105日 日本の祭り

——線部の読み方をひらがなで書きましょう。

1　竿燈まつり（秋田《あきた》）（　　　）

2　花笠まつり（山形《やまがた》）（　　　）

3　おわら風《かぜ》の盆（富山《とやま》）（　　　）

4　神田祭《まつり》（東京《とうきょう》）（　　　）

5　御柱祭《まつり》（長野《ながの》）（　　　）

6　郡上おどり（岐阜《ぎふ》）（　　　）

7　那智《なち》の扇祭《まつ》り（和歌山《わかやま》）（　　　）

8　祇園祭《まつり》（京都《きょうと》）（　　　）

9　阿波おどり（徳島《とくしま》）（　　　）

10　唐津くんち（佐賀《さが》）（　　　）

1162問達成！

月　日

得点　／10

103日の答え▶ 1. どっぽ 2. ようよう 3. きそう 4. せいれん 5. えいこ 6. かんこん 7. 喜・楽 8. 始終 9. 不出 10. 空・絶 11. 無私 12. 両断

106日

覚えておきたい基本の漢字

――線部は読み方をひらがなで、□は漢字を書きましょう。

1174問達成！

月　日

得点　／12

1 全て予《よ》定《てい》通《どお》りだ。（　　）

2 古《ふる》い版画を集《あつ》める。（　　）

3 妻子を大切《たいせつ》にする。（　　）

4 会社《かいしゃ》の重役。（　　）

5 データを抽出する。（　　）

6 金平糖をかじる。（　　）

7 □《す》きな作家《さっか》。

8 元《もと》の設定《せってい》に□《もど》す。

9 □《らん》□《ぼう》はやめなさい。

10 サッカーの□《し》□《あい》。

11 □《ぐん》□《て》をはめる。

12 □《ふ》□《り》な条件《じょうけん》。

104日の答え▶ 1. もと 2. あ 3. じょうし 4. どうぞう 5. まいぼつ 6. がっさん 7. 多 8. 複写 9. 労働 10. 黙読 11. 心待 12. 暑中

107日

難読語

――線部の読み方をひらがなで書きましょう。

1184問 達成！

月　日

得点　／10

1　信頼関係《しんらいかんけい》を培う。（　　　）

2　予想《よそう》を覆す展開《てんかい》。（　　　）

3　拍手《はくしゅ》喝采を受《う》ける。（　　　）

4　声色を使《つか》う。（　　　）

5　興味《きょうみ》津々で見守《みまも》る。（　　　）

6　裏《うら》で画策する。（　　　）

7　噂《うわさ》が流布する。（　　　）

8　狩猟生活《せいかつ》を営《いとな》む。（　　　）

9　眉目秀《しゅう》麗《れい》な人《ひと》。（　　　）

10　凡例を確《たし》かめる。（　　　）

105日の答え▶ 1．かんとう 2．はながさ 3．ぼん 4．かんだ 5．おんばしら（みはしら） 6．ぐじょう 7．おうぎ 8．ぎおん 9．あわ 10．からつ

108日

覚えておきたい基本の漢字

――線部は読み方をひらがなで、□は漢字を書きましょう。

1 古城《こじょう》に住まう。（　　）

2 優しい笑顔《えがお》。（　　）

3 慎重に対処《たいしょ》する。（　　）

4 激《はげ》しい価格《かかく》競争。（　　）

5 梅酒を作《つく》る。（　　）

6 和装《わそう》の魅力。（　　）

7 感謝《かんしゃ》の□《しるし》。

8 生徒《せいと》に人気《にんき》の□□《きょうし》。

9 ニンジンは□□《こんさい》だ。

10 貨幣《かへい》□□《けいざい》の仕組《しく》み。

11 彼《かれ》とは□□《しんゆう》だ。

12 □□《おんしつ》で花《はな》を育《そだ》てる。

1196問 達成！

月　日

得点

／12

106日の答え▶ 1. すべ 2. はんが 3. さいし 4. じゅうやく 5. ちゅうしゅつ 6. こんぺいとう 7. 好 8. 戻 9. 乱暴 10. 試合 11. 軍手 12. 不利

109日

スポーツに関する言葉

——線部は読み方をひらがなで、□は漢字を書きましょう。

1206問達成！

月　日

得点　／10

1 床運動《うんどう》

2 綱引き

3 棒高跳《と》び

4 短距離走《そう》

5 障害物走《そう》

6 ハンマー□《な》げ

7 □《や》□《きゅう》

8 □《きょう》□《ほ》

9 □《へい》□《きん》台《だい》

10 □《いち》□《りん》車《しゃ》

107日の答え▶ 1.つちか 2.くつがえ 3.かっさい 4.こわいろ 5.しんしん 6.かくさく 7.るふ 8.しゅりょう 9.びもく 10.はんれい

110日

送り仮名

〔　〕に漢字と送り仮名を書きましょう。

1216問 達成！

月　日

得点　／10

1 考《かんが》えを〔　〕《まげる》。

2 〔　〕《ふたたび》巡《めぐ》り会《あ》う。

3 〔　〕《こまかい》作業《さぎょう》をする。

4 シャワーを〔　〕《あびる》。

5 書店《しょてん》を〔　〕《いとなむ》。

6 正解《せいかい》を〔　〕《たしかめる》。

7 商品《しょうひん》に人《ひと》が〔　〕《むらがる》。

8 医師《いし》を〔　〕《こころざす》。

9 思《おも》いを〔　〕《うったえる》。

10 敵《てき》を〔　〕《しりぞける》。

108日の答え ▶ 1.す 2.やさ 3.しんちょう 4.きょうそう 5.うめしゅ 6.みりょく 7.印 8.教師 9.根菜 10.経済 11.親友 12.温室

111日

覚えておきたい基本の漢字

——線部は読み方をひらがなで、□は漢字を書きましょう。

1228問 達成！

月　日

得点　／12

1 決《き》め手《て》に欠ける。（　　）

2 騒《さわ》ぎの渦中にある。（　　）

3 赤貝を食《た》べる。（　　）

4 年功《ねんこう》序列の会社《かいしゃ》。（　　）

5 給料をもらう。（　　）

6 貪欲に学《まな》ぶ。（　　）

7 □《かた》の荷《に》が下《お》りる。

8 仲間《なかま》を□《しん》□《らい》する。

9 それ□《い》□《ぜん》の問題《もんだい》だ。

10 キャベツの□《せん》□《ぎ》り。

11 最近《さいきん》□《ちょう》□《し》がいい。

12 客人《きゃくじん》を□《あん》□《ない》する。

109日の答え ▶ 1. ゆか 2. つなひ 3. ぼうたか 4. たんきょり 5. しょうがいぶつ 6. 投 7. 野球 8. 競歩 9. 平均 10. 一輪

112日

共通する部首

1～6の各グループの■には共通の部首が入ります。あてはまる部首を□に書きましょう。

1

⺍　礻　亲　夫　□

2

冖　圣　侖　兪　□

3

氏　圣　田　冬　□

4

入　白　反　刀　□

5

方　㑒　完　余　□

6

干　月　青　泰　□

1234問達成！

月　日

得点　／6

110日の答え▶ 1.曲げる 2.再び 3.細かい 4.浴びる 5.営む 6.確かめる 7.群がる 8.志す 9.訴える 10.退ける

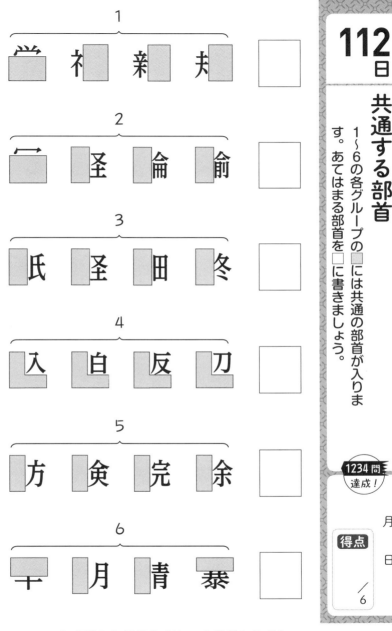

113日

覚えておきたい基本の漢字

――線部は読み方をひらがなで、□は漢字を書きましょう。

1246問達成！

月　日

得点　／12

1 けがが治る。（　　）

2 雑菌を除去《じょきょ》する。（　　）

3 国語《こくご》辞典を買《か》う。（　　）

4 会《あ》えなくて残念だ。（　　）

5 健康が一番《いちばん》。（　　）

6 意見《いけん》が衝突する。（　　）

7 □《ゆみ》を射《い》る。

8 木《こ》の葉《は》が□《ち》る。

9 船《ふね》が港《みなと》に□□《ていはく》する。

10 □□《こうこく》の品《しな》を求《もと》める。

11 □□《みぎがわ》通行《つうこう》。

12 電車《でんしゃ》の□□□《しゅうちゃくえき》。

111日の答え▶ 1. か 2. かちゅう 3. あかがい 4. じょれつ 5. きゅうりょう 6. どんよく 7. 肩 8. 信頼 9. 以前 10. 千切 11. 調子 12. 案内

114日

季節に関する言葉（夏）

——線部は読み方をひらがなで、□は漢字を書きましょう。

1 夏至

2 宵祭り

3 蚊遣《や》り

4 夕《ゆう》涼み

5 盆踊り

6 西瓜割《わ》り

7 □《た》□《う》え

8 □《むし》□《ぼ》し

9 □《みじか》□《よ》

10 □《しょ》□《き》払《ばら》い

11 □《にゅう》□《どう》□《ぐも》

12 □《かい》□《すい》□《よく》

1258問 達成！

月　日

得点　／12

112日の答え ▶ 1.見（覚・視・親・規）2.車（軍・軽・輪・輸）3.糸（紙・経・細・終）4.辶（込・迫・返・辺）5.阝（防・険・院・除）6.日（早・明・晴・暴）

115日

覚えておきたい基本の漢字

——線部は読み方をひらがなで、□は漢字を書きましょう。

1270問
達成！

月　日

得点
／12

1 英単語《えいたんご》を覚える。（　　）

2 強敵《きょうてき》に敗れる。（　　）

3 偶像《ぐうぞう》崇拝の文化《ぶんか》。（　　）

4 会社《かいしゃ》の送別会《かい》。（　　）

5 願掛けで禁酒《きんしゅ》する。（　　）

6 世紀の大発明《だいはつめい》。（　　）

7 □《おっと》と話《はな》し合《あ》う。

8 前途《ぜんと》□□《たなん》の予感《よかん》。

9 狼《おおかみ》の□□《せいそく》地《ち》。

10 □□《れんらく》を待《ま》つ。

11 □□《なの》りを上《あ》げる。

12 □□□《はくしごう》を取得《しゅとく》する。

113日の答え▶ 1.なお 2.ざっきん 3.じてん 4.ざんねん 5.けんこう 6.しょうとつ 7.弓 8.散 9.停泊 10.広告 11.右側 12.終着駅

116日

同音異義語

□に漢字を書きましょう。

1　□《えい》□《り》目的《もくてき》の組織《そしき》。

2　□《えい》□《り》な刃物《はもの》。

3　□《き》□《こう》改革《かいかく》を行《おこな》う。

4　ビルの□《き》□《こう》式《しき》。

5　新聞《しんぶん》に□《き》□《こう》する。

6　要望《ようぼう》を□《はん》□《えい》する。

7　人類《じんるい》が□《はん》□《えい》する。

8　校庭《こうてい》を□《かい》□《ほう》する。

9　苦《くる》しみからの□《かい》□《ほう》。

10　病気《びょうき》が□《かい》□《ほう》に向《む》かう。

1280問達成！

月　日

得点　／10

114日の答え ▶ 1．げし 2．よいまつ 3．か 4．すず 5．ぼんおど 6．すいか 7．田植 8．虫干 9．短夜 10．暑気 11．入道雲 12．海水浴

117日

東海道五十三次より

——線部は読み方をひらがなで、□は漢字を書きましょう。

1　□《よし》□《わら》宿《しゅく》

2　由比宿《しゅく》（　　　）

3　江尻宿《しゅく》（　　　）

4　□《ふ》□《ちゅう》宿《しゅく》

5　□《おか》□《べ》宿《しゅく》

6　藤枝宿《しゅく》（　　　）

7　□《しま》□《だ》宿《しゅく》

8　□《にっ》□《さか》宿《しゅく》

9　掛川宿《しゅく》（　　　）

10　袋井宿《しゅく》（　　　）

1290問 達成！

月　日

得点　／10

115日の答え▶ 1．おぼ 2．やぶ 3．すうはい 4．そうべつ 5．がんか 6．せいき 7．夫 8．多難 9．生息（棲息）10．連絡 11．名乗 12．博士号

118日

覚えておきたい基本の漢字

――線部は読み方をひらがなで、□は漢字を書きましょう。

1302問達成！

月　日

得点　／12

1　娘《むすめ》が産まれる。

2　己に問《と》いかける。

3　文字に触《ふ》れる。

4　辛辣な一言《ひとこと》。

5　大型《おおがた》の倉庫。

6　彼《かれ》は熱血漢だ。

7　今《いま》が□《しゅん》の野菜《やさい》。

8　□《とく》□《ぎ》を生《い》かして働《はたら》く。

9　□《うみ》□《べ》で遊《あそ》ぶ。

10　気《き》持《も》ちを□《たい》□《ど》で表《あらわ》す。

11　□《てい》□《せつ》をくつがえす発見《はっけん》。

12　□《て》□《じゅん》に沿《そ》って行《おこな》う。

116日の答え▶　1. 営利　2. 鋭利　3. 機構　4. 起工　5. 寄稿　6. 反映　7. 繁栄　8. 開放　9. 解放　10. 快方

119日

略語

次の熟語の略語を書きましょう。

1314問 達成！

月　日

得点　／12

1 国際連合《こくさいれんごう》…

2 特別急行《とくべつきゅうこう》…

3 入学試験《にゅうがくしけん》…

4 学生割引《がくせいわりびき》…

5 就職活動《しゅうしょくかつどう》…

6 駐車禁止《ちゅうしゃきんし》…

7 国民体育大会《こくみんたいいくたいかい》…

8 万国博覧会《ばんこくはくらんかい》…

9 国民健康保険《こくみんけんこうほけん》…

10 特殊効果撮影《とくしゅこうかさつえい》…

11 選挙管理委員会《せんきょかんりいいんかい》…

12 原動機付自転車《げんどうきつきじてんしゃ》…

117日の答え ▶ 1．吉原 2．ゆい 3．えじり 4．府中 5．岡部
6．ふじえだ 7．島田 8．日坂 9．かけがわ 10．ふくろい

120日

覚えておきたい基本の漢字

――線部は読み方をひらがなで、□は漢字を書きましょう。

1326問達成！

月　日

得点　／12

1 燕《つばめ》が飛ぶ。（　　）

2 寺《てら》でお札をもらう。（　　）

3 知恵を借《か》りる。（　　）

4 苦渋の決断《けつだん》。（　　）

5 農村に暮《く》らす。（　　）

6 散歩《さんぽ》を日課にする。（　　）

7 □《いずみ》で水《みず》を飲《の》む。

8 □《まつ》の古木《こぼく》。

9 □《こう》□《もく》ごとに数《かぞ》える。

10 駅《えき》の□《ばい》□《てん》に寄《よ》る。

11 ヒマラヤ□《と》□《ざん》に挑《いど》む。

12 □《かく》□《しょう》をつかむ。

118日の答え ▶ 1．う 2．おのれ 3．もじ 4．しんらつ 5．そうこ 6．ねっけつかん 7．旬 8．特技 9．海辺 10．態度 11．定説 12．手順

121日

感情を表す言葉

――線部は読み方をひらがなで、□は漢字を書きましょう。

1336問達成！

月　日

得点　／10

1 歌手《かしゅ》に憧れる。（　　）

2 逆鱗に触《ふ》れる。（　　）

3 歓喜に湧《わ》く。（　　）

4 愉快なパーティー。（　　）

5 発表会《はっぴょうかい》で緊張する。（　　）

6 □《しあわ》せをかみしめる。

7 ずるをして□《うし》ろめたい。

8 仕上《しあ》がりに□□《まんぞく》する。

9 気《き》が□□《どうてん》する。

10 すっかり□□《あんしん》する。

119日の答え ▶ 1．国連 2．特急 3．入試 4．学割 5．就活 6．駐禁 7．国体 8．万博 9．国保 10．特撮 11．選管 12．原付

122日 覚えておきたい基本の漢字

――線部は読み方をひらがなで、□は漢字を書きましょう。

1348問達成！

月　日

得点　／12

1 主な目的《もくてき》を述《の》べる。

2 包み紙《がみ》をはがす。

3 車内《しゃない》を消臭する。

4 宮中に出《で》入《い》りする。

5 鍛錬を続《つづ》ける。

6 剣道《けんどう》の指南書。

7 □《どんぶり》にご飯《はん》を盛《も》る。

8 衣《い》服《ふく》の乱《みだ》れを□《ただ》す。

9 □《まえ》□《ば》をぶつける。

10 不《ふ》思《し》議《ぎ》な□《たい》□《けん》をした。

11 □《きょう》□《りょく》して取《と》り組《く》む。

12 胸《むね》に□《きょ》□《らい》する思《おも》い。

120日の答え ▶ 1.と 2.ふだ 3.ちえ 4.くじゅう 5.のうそん 6.にっか 7.泉 8.松 9.項目 10.売店 11.登山 12.確証

123日

似ている漢字

□に漢字を書きましょう。

1358問 達成！

月　日

得点　／10

1 雨《あめ》の日《ひ》が□《つづ》く。

2 小《しょう》説《せつ》を□《よ》む。

3 武《ぶ》□《し》の家《か》系《けい》。

4 □《ど》星《せい》の輪《わ》。

5 □《こう》事《じ》現《げん》場《ば》。

6 □《や》を射《い》る。

7 機《き》会《かい》を□《うしな》う。

8 グラスに□《こおり》を入《い》れる。

9 □《えい》遠《えん》の愛《あい》を誓《ちか》う。

10 □《すい》滴《てき》が落《お》ちる。

121日の答え▶ 1．あこが 2．げきりん 3．かんき 4．ゆかい 5．きんちょう 6．幸 7．後 8．満足 9．動転 10．安心

124日

覚えておきたい基本の漢字

——線部は読み方をひらがなで、□は漢字を書きましょう。

1　規則《きそく》を定める。

2　忍耐を身《み》につける。

3　官民一体《いったい》となる。

4　旅費を貯《た》める。

5　街角に立《た》つ。

6　圧倒的《あっとうてき》な滝《たき》の迫力。

7　痛手《いたで》を□《お》う。

8　□《なか》の良《よ》い親子《おやこ》。

9　助言《じょげん》を□《ひつ》□《よう》とする。

10　□《きゅう》□《よう》を片《かた》づける。

11　隣町《となりまち》と□《がっ》□《ぺい》する。

12　□《すえ》□《ひろ》がりの山《やま》すそ。

1370問達成！

月　日

得点　／12

122日の答え▶ 1.おも 2.つつ 3.しょうしゅう 4.きゅうちゅう 5.たんれん 6.しなんしょ 7.丼 8.正 9.前歯 10.体験 11.協力 12.去来

125日

歴史上の人物・出来事（江戸）

――線部は読み方をひらがなで、□は漢字を書きましょう。

1382問達成！

月　日

得点　／12

1 徳川《とくがわ》家康（　　）

2 徳川《とくがわ》吉宗（　　）

3 井伊直弼《なおすけ》（　　）

4 幕藩体制《たいせい》（　　）

5 鎖国政策《せいさく》（　　）

6 享保の改革《かいかく》（　　）

7 □《あま》□《くさ》四郎時貞《しろうときさだ》

8 □《まつ》□《だいら》定信《さだのぶ》

9 □《さん》□《きん》交代《こうたい》

10 □《め》□《やす》□《ばこ》の設置《せっち》

11 □《くろ》□《ふね》来航《らいこう》

12 日米《にちべい》□《わ》□《しん》条約《じょうやく》

123日の答え▶ 1.続 2.読 3.土 4.土 5.工 6.矢 7.失 8.氷 9.永 10.水

126日

特別な読み方の言葉

——線部の読み方をひらがなで書きましょう。

1392問達成！

月　日

得点　／10

1 真っ赤な夕《ゆう》焼《や》け。（　　）

2 一人で散《さん》歩《ぽ》する。（　　）

3 叔父に手《て》紙《がみ》を出《だ》す。（　　）

4 伯母に電《でん》話《わ》をする。（　　）

5 時計の長《ちょう》針《しん》。（　　）

6 梅雨入《い》り宣《せん》言《げん》。（　　）

7 彼《かれ》は物《もの》知《し》り博士だ。（　　）

8 昨日はよく寝《ね》た。（　　）

9 大《おお》海原を進《すす》む。（　　）

10 八百屋を経《けい》営《えい》する。（　　）

124日の答え▶ 1. さだ 2. にんたい 3. かんみん 4. りょひ 5. まちかど 6. はくりょく 7. 負 8. 仲 9. 必要 10. 急用 11. 合併 12. 末広

127日

覚えておきたい基本の漢字

——線部は読み方をひらがなで、□は漢字を書きましょう。

1404問達成！

月　日

得点　／12

1 女王《じょおう》の位に就《つ》く。

2 和やかな雰囲《ふんい》気《き》。

3 大《おお》きな競馬場《じょう》。

4 時代《じだい》錯誤の映画《えいが》。

5 有名《ゆうめい》な地酒。

6 遠《とお》くに見《み》える山脈。

7 まっすぐ□《すす》む。

8 えんどう□《まめ》が実《みの》る。

9 □《こう》□《うん》な出来事《できごと》。

10 □《わき》□《みち》を通《とお》る。

11 状況《じょうきょう》を□《だ》□《かい》する。

12 夢《ゆめ》への□《だい》□《いっ》□《ぽ》。

125日の答え▶ 1．いえやす 2．よしむね 3．いい 4．ばくはん 5．さこく 6．きょうほう 7．天草 8．松平 9．参勤 10．目安箱 11．黒船 12．和親

128日

同訓異字

□に漢字を書きましょう。

1414問達成！

月　日

得点　／10

1　試《し》合《あい》に□《やぶ》れる。

2　障《しょう》子《じ》紙《がみ》が□《やぶ》れる。

3　ボタンを□《と》める。

4　友《ゆう》人《じん》を家《いえ》に□《と》める。

5　けんかを□《と》める。

6　朝《あさ》早《はや》く目《め》が□《さ》める。

7　料《りょう》理《り》が□《さ》める。

8　半《はん》生《せい》を本《ほん》に□《あらわ》す。

9　ついに姿《すがた》を□《あらわ》す。

10　気《き》持《も》ちを言《こと》葉《ば》に□《あらわ》す。

126日の答え▶　1.まっか　2.ひとり　3.おじ　4.おば　5.とけい
6.つゆ　7.はかせ　8.きのう　9.うなばら　10.やおや

129日

健康に関する言葉

——線部は読み方をひらがなで、□は漢字を書きましょう。

1424問 達成！

月　日

得点 ／10

1　健康《けんこう》診断を受《う》ける。

2　食生活《しょくせいかつ》指針の実践《じっせん》。

3　睡眠をしっかりとる。

4　基《き》礎《そ》代謝を高《たか》める。

5　喫煙習《しゅう》慣《かん》を見《み》直《なお》す。

6　□《はや》□《お》きをする。

7　程《ほど》良《よ》い□《うん》□《どう》。

8　体重《たいじゅう》を□《かん》□《り》する。

9　ストレスを□《かい》□《しょう》する。

10　□《じ》□《きゅう》□《りょく》をつける。

127日の答え▶ 1.くらい 2.なご 3.けいば 4.さくご 5.じざけ 6.さんみゃく 7.進 8.豆 9.幸運 10.脇道 11.打開 12.第一歩

130日

覚えておきたい基本の漢字

——線部は読み方をひらがなで、□は漢字を書きましょう。

1436問達成！

月　日

得点　／12

1　枝ぶりの良《よ》い木《き》。

2　現在《げんざい》に至る。

3　渓谷を小舟《こぶね》で進《すす》む。

4　荷物を片《かた》づける。

5　犯人《はんにん》を説諭する。

6　望遠鏡をのぞく。

（　　）（　　）（　　）（　　）（　　）（　　）

7　連絡事項《れんらくじこう》を□《つた》える。

8　行《い》く先《さき》を□《しめ》す。

9　軒下《のきした》で□《あま》□《やど》りする。

10　自己《じこ》□《しょう》□《かい》をする。

11　□《しょ》□《きゅう》英会話《えいかいわ》。

12　□《がっ》□《き》を演奏《えんそう》する。

128日の答え ▶ 1．敗　2．破　3．留　4．泊　5．止　6．覚　7．冷　8．著　9．現　10．表

131日

四字熟語

——線部は読み方をひらがなで、□は漢字を書きましょう。

1448問達成！

月　日

得点　／12

1 傍若《ぼうじゃく》無人

2 孤軍奮闘《ふんとう》

3 山《さん》紫《し》水明

4 大義《たいぎ》名分

5 浅学《せんがく》非才

6 一言居士《こじ》

7 □《はち》□《めん》六臂《ろっぴ》

8 □《じゅう》□《おう》無尽《むじん》

9 □《とう》□《い》即妙《そくみょう》

10 絶《ぜっ》□《たい》絶《ぜつ》□《めい》

11 優柔《ゆうじゅう》□《ふ》□《だん》

12 □《てん》□《しん》爛漫《らんまん》

129日の答え▶ 1. しんだん 2. ししん 3. すいみん 4. たいしゃ 5. きつえん 6. 早起 7. 運動 8. 管理 9. 解消 10. 持久力

132日

覚えておきたい基本の漢字

——線部は読み方をひらがなで、□は漢字を書きましょう。

1460問達成！

月　日

得点　／12

1 ゲームに興じる。（　　）

2 狙いを定《さだ》める。（　　）

3 漁船に乗《の》る。（　　）

4 注文《ちゅうもん》を追加する。（　　）

5 害虫《がいちゅう》を駆除する。（　　）

6 丸太を切《き》り出《だ》す。（　　）

7 □《あたら》しい服《ふく》を買《か》う。

8 □《ねん》□《し》の挨拶回《あいさつまわ》り。

9 □《いし》□《ばし》を叩《たた》いて渡《わた》る。

10 製品《せいひん》を□《かい》□《りょう》する。

11 □《がん》□《か》で視力《しりょく》を測《はか》る。

12 □《きゅう》□《し》に一生《いっしょう》を得《え》る。

130日の答え ▶ 1．えだ 2．いた 3．けいこく 4．にもつ 5．せつゆ 6．ぼうえんきょう 7．伝 8．示 9．雨宿 10．紹介 11．初級 12．楽器

133日

観光名所（東日本編）

——線部の読み方をひらがなで書きましょう。

1470問 達成！

月　日

得点　／10

1 牛久大仏《だいぶつ》（茨城《いばらき》）

2 日光《にっこう》東照宮（栃木《とちぎ》）

3 榛名山《さん》（群馬《ぐんま》）

4 九十九里浜《はま》（千葉《ちば》）

5 秩父神社《じんじゃ》（埼玉《さいたま》）

6 高尾山《さん》（東京《とうきょう》）

7 江ノ島（神奈川《かながわ》）

8 槍ヶ岳（長野《ながの》・岐阜《ぎふ》）

9 河口湖（山梨《やまなし》）

10 三保の松原《まつばら》（静岡《しずおか》）

131日の答え ▶ 1．ぶじん 2．こぐん 3．すいめい 4．めいぶん 5．ひさい 6．いちげん 7．八面 8．縦横 9．当意 10．体・命 11．不断 12．天真

134日

覚えておきたい基本の漢字

――線部は読み方をひらがなで、□は漢字を書きましょう。

1482問達成！

月　日

得点　／12

1 平らな土地《とち》。（　　）

2 小川《おがわ》の清い流《なが》れ。（　　）

3 値段を尋《たず》ねる。（　　）

4 権利《けんり》を譲渡する。（　　）

5 未完の小説《しょうせつ》。（　　）

6 積雪注《ちゅう》意《い》報《ほう》。（　　）

7 羊《ひつじ》の□《つの》。

8 迅速《じんそく》□《か》つ正確《せいかく》な対応《たいおう》。

9 良好《りょうこう》な□□《かんけい》を築《きず》く。

10 □□《けっきょく》問題《もんだい》はなかった。

11 □□《ぎむ》教育《きょういく》を受《う》ける。

12 □□□《ひゃっかてん》で買《か》い物《もの》する。

132日の答え▶ 1.きょう 2.ねら 3.ぎょせん 4.ついか 5.くじょ 6.まるた 7.新 8.年始 9.石橋 10.改良 11.眼科 12.九死

135日

難読語

――線部の読み方をひらがなで書きましょう。

1492問達成！

月　日

得点　／10

1　突然《とつぜん》の指名《しめい》に焦る。（　　）

2　行《ゆ》く手《て》を阻む岩《いわ》。（　　）

3　船《ふね》の甲板に上《あ》がる。（　　）

4　剣術《けんじゅつ》を会得する。（　　）

5　煩悩を捨《す》て去《さ》る。（　　）

6　真摯な態度《たいど》。（　　）

7　所詮は夢物語《ゆめものがたり》だ。（　　）

8　怪訝そうな顔《かお》。（　　）

9　眠《ねむ》くて欠伸をする。（　　）

10　曖昧な返事《へんじ》をする。（　　）

133日の答え▶ 1.うしく 2.とうしょうぐう 3.はるな 4.くじゅうくり 5.ちちぶ 6.たかお 7.えのしま 8.やりがたけ 9.かわぐちこ 10.みほ

136日

覚えておきたい基本の漢字

——線部は読み方をひらがなで、□は漢字を書きましょう。

1 影が長《なが》く伸《の》びる。

2 辺りを見回《みまわ》す。

3 昔日を偲《しの》ぶ。

4 ここは火気《かき》厳禁だ。

5 資料《しりょう》を添付する。

6 牧羊犬を飼《か》う。

7 平和《へいわ》な□《く》らし。

8 □《ほう》□《りつ》にのっとる。

9 いよいよ□《ほん》□《だい》に入《はい》る。

10 □《きゃく》□《せき》が盛《も》り上《あ》がる。

11 □《ゆう》□《れつ》をつけない。

12 禅《ぜん》□《もん》□《どう》をする。

1504問 達成！

月　日

得点　／12

134日の答え ▶ 1．たい 2．きよ 3．ねだん 4．じょうと 5．みかん 6．せきせつ 7．角 8．且 9．関係 10．結局 11．義務 12．百貨店

137日

日本の文学

――線部は読み方をひらがなで、□は漢字を書きましょう。

1510問 達成！

月　日

得点　／6

1　清《せい》少納言（　　）…「枕《まくら》の□《そう》□《し》」

2　紫《むらさき》□《しき》□《ぶ》…「源氏（　　）物語《ものがたり》」

3　鴨《かもの》長明（　　）…「□《ほう》□《じょう》記《き》」

4　□《けん》□《こう》法師《ほうし》…「徒然（　　）草《ぐさ》」

5　松《まつ》尾《お》芭蕉（　　）…「おくのほそ□《みち》」

6　曲亭《きょくてい》馬琴（　　）…「南総里《なんそうさと》見《み》□《はっ》□《けん》□《でん》」

135日の答え▶ 1.あせ 2.はば 3.かんぱん 4.えとく 5.ぼんのう 6.しんし 7.しょせん 8.けげん 9.あくび 10.あいまい

138日

書き間違えやすい漢字・言葉

□に漢字を書きましょう。

1520問 達成！

月　日

得点　／10

1　祭《まつ》りの□《ふえ》太鼓《だいこ》。

2　□《かぜ》に舞《ま》う木《こ》の葉《は》。

3　夕《ゆう》□《や》け空《ぞら》を眺《なが》める。

4　□《こな》雪《ゆき》が降《ふ》り積《つ》もる。

5　数《すう》□《さつ》の本《ほん》を買《か》う。

6　成功《せいこう》を□《よろこ》ぶ。

7　□《はん》人《にん》を捕《つか》まえる。

8　□《と》ぶ鳥《とり》を落《お》とす勢《いきお》い。

9　ここから先《さき》は□《き》□《けん》だ。

10　□《てい》□《き》□《あつ》が近《ちか》づく。

136日の答え▶ 1. かげ 2. あた 3. せきじつ 4. げんきん 5. てんぷ 6. ぼくようけん 7. 暮 8. 法律 9. 本題 10. 客席 11. 優劣 12. 問答

139日

覚えておきたい基本の漢字

——線部は読み方をひらがなで、□は漢字を書きましょう。

1532問 達成！

月　日

得点　／12

1 生《い》け花《ばな》を習う。（　　）

2 札束を数《かぞ》える。（　　）

3 内偵調《ちょう》査《さ》を行《おこな》う。（　　）

4 炭焼きのステーキ。（　　）

5 武《ぶ》将《しょう》の家来。（　　）

6 民芸品を作《つく》る。（　　）

7 □《のち》ほどご連絡《れんらく》します。

8 ダイヤモンドの□《かがや》き。

9 □《ち》□《いき》の代表《だいひょう》を務《つと》める。

10 業務《ぎょうむ》に□《せん》□《ねん》する。

11 □《ず》□《じょう》を振《ふ》りあおぐ。

12 南《みなみ》の空《そら》の□《いっ》□《とう》□《せい》。

137日の答え ▶ 1．しょうなごん・草子 2．式部・げんじ 3．ちょうめい・方丈 4．兼好・つれづれ 5．ばしょう・道 6．ばきん・八犬伝

140日

熟語完成パズル

矢印の向きに読むと二字熟語が完成するように、□に漢字を書きましょう。

1538問達成！

月　日

得点　／6

1

関 → □

調 → □ → 操

□ → 度

2

集 → □

機 → □ → 合

□ → 議

3

鉱 → □

氷 → □ → 地

□ → 岳

4

舟 → □

和 → □ → 手

□ → 声

5

最 → □

長 → □ → 気

□ → 所

6

現 → □

無 → □ → 体

□ → 在

138日の答え ▶ 1．笛 2．風 3．焼 4．粉 5．冊
6．喜 7．犯 8．飛 9．危険 10．低気圧

141日

覚えておきたい基本の漢字

――線部は読み方をひらがなで、□は漢字を書きましょう。

1550問 達成！

月　日

得点　／12

1 流《なが》れに沿って歩《ある》く。（　　）

2 母《はは》と共に出《で》かける。（　　）

3 机上の空論《くうろん》。（　　）

4 新入生《しんにゅうせい》を勧誘する。（　　）

5 店内《てんない》を物色する。（　　）

6 それくらい朝飯前だ。（　　）

7 □《か》ち負《ま》けを決《き》める。

8 □《つめ》たいうどん。

9 生活《せいかつ》に□《べん》□《り》な場所《ばしょ》。

10 □《りん》□《じ》の仕事《しごと》。

11 □《だい》□《じん》が会見《かいけん》を開《ひら》く。

12 □《はく》□《ぎん》に輝《かがや》く雪《ゆき》。

139日の答え▶ 1．なら 2．さつたば 3．ないてい 4．すみや 5．けらい 6．みんげいひん 7．後 8．輝 9．地域 10．専念 11．頭上 12．一等星

142日

衣服に関する言葉

——線部は読み方をひらがなで、□は漢字を書きましょう。

1560問達成！

月　日

得点　／10

1 帽子をかぶる。（　　）

2 靴をはく。（　　）

3 半袖のシャツ。（　　）

4 ズボンの裾を直《なお》す。（　　）

5 詰襟の制服《せいふく》。（　　）

6 赤《あか》ちゃんの□《うぶ》着《ぎ》。

7 三《み》つ揃《ぞろ》いの□《せ》□《びろ》。

8 紋付《もんつき》の□《は》□《おり》。

9 □《まる》□《くび》のセーター。

10 □《はら》□《まき》をする。

140日の答え ▶ 1.節 2.会 3.山 4.歌 5.短 6.実

覚えておきたい基本の漢字

——線部は読み方をひらがなで、□は漢字を書きましょう。

1572問 達成！

月　日

得点　／12

1　庭《にわ》を囲むフェンス。（　　）

2　粋な着流《きなが》し姿《すがた》。（　　）

3　我《わ》が子《こ》を溺愛する。（　　）

4　損得抜《ぬ》きの間柄《あいだがら》。（　　）

5　温和な性格《せいかく》。（　　）

6　退路を断《た》たれる。（　　）

7　□《みなと》で船《ふね》を眺《なが》める。

8　社員用《しゃいんよう》の□《りょう》に入《はい》る。

9　□《じ》□《き》社長《しゃちょう》と目《もく》される。

10　□《ひら》□《およ》ぎの選手《せんしゅ》。

11　メールを□《へん》□《しん》する。

12　□《あぶら》□《え》を描《えが》く。

141日の答え ▶ 1.そ 2.とも 3.きじょう 4.かんゆう 5.ぶっしょく 6.あさめしまえ 7.勝 8.冷 9.便利 10.臨時 11.大臣 12.白銀

144日

同音異義語

□に漢字を書きましょう。

1　中学《ちゅうがく》の教育《きょういく》□《か》□《てい》。

2　生物《せいぶつ》の進化《しんか》の□《か》□《てい》。

3　□《きょく》□《ち》的《てき》な大雨《おおあめ》。

4　□《きょく》□《ち》を探検《たんけん》する。

5　美《うつく》しさの□《きょく》□《ち》だ。

6　□《い》□《し》表示《ひょうじ》をする。

7　□《い》□《し》の弱《よわ》い人間《にんげん》。

8　政治《せいじ》に□《かん》□《しん》を持《も》つ。

9　□《かん》□《しん》な子どもだ。

10　人《ひと》の□《かん》□《しん》を買《か》う。

1582問達成！

月　日

得点　／10

142日の答え ▶ 1．ぼうし 2．くつ 3．はんそで 4．すそ 5．つめえり 6．産 7．背広 8．羽織 9．丸首 10．腹巻

145日

覚えておきたい基本の漢字

――線部は読み方をひらがなで、□は漢字を書きましょう。

1594問 達成！

月　日

得点　／12

1 一年《いちねん》の半ば。

2 胸《むね》を反らして歩《ある》く。

3 様々《さまざま》な種類がある。

4 方針《ほうしん》を固守する。

5 社会《しゃかい》規範に従《したが》う。

6 少《すこ》し休憩する。

7 細《ほそ》いガラスの□《くだ》。

8 □《おお》□《どお》りに面《めん》する。

9 □《し》□《めい》を記入《きにゅう》する。

10 □《かき》□《ね》を取《と》り払《はら》う。

11 工事《こうじ》を□《じゅ》□《ちゅう》する。

12 □《あん》□《うん》が立《た》ちこめる。

143日の答え▶ 1.かこ 2.いき 3.できあい 4.そんとく 5.おんわ 6.たいろ 7.港 8.寮 9.次期 10.平泳 11.返信 12.油絵

146日

武道・芸道

――線部は読み方をひらがなで、□は漢字を書きましょう。

1604問 達成！

月　日

得点　／10

1　剣道《どう》
（　　）

2　柔道《どう》
（　　）

3　居合道《どう》
（　　）

4　□《きゅう》道《どう》

5　□《あい》□《き》道《どう》

6　□《から》□《て》道《どう》

7　華道《どう》
（　　）

8　香道《どう》
（　　）

9　□《さ》道《どう》

10　□《しょ》道《どう》

144日の答え ▶ 1．課程 2．過程 3．局地 4．極地 5．極致 6．意思 7．意志 8．関心 9．感心 10．歓心

147日

三字熟語

□に漢字を書きましょう。

1　無《む》□《てっ》砲《ぽう》

2　□《おもて》沙《ざ》汰《た》

3　□《なが》丁《ちょう》場《ば》

4　□《の》放《ほう》図《ず》

5　白《はく》眼《がん》□《し》

6　炎《えん》天《てん》□《か》

7　仏《ぶっ》□《ちょう》面《づら》

8　大《だい》□《だん》円《えん》

9　千《せん》秋《しゅう》□《らく》

10　□《かみ》一《ひと》重《え》

11　□《せん》□《にゅう》観《かん》

12　□《い》□《しょく》□《じゅう》

1616問達成！

月　日

得点　／12

145日の答え▶ 1.なか 2.そ 3.しゅるい 4.こしゅ 5.きはん 6.きゅうけい 7.管 8.大通 9.氏名 10.垣根 11.受注 12.暗雲

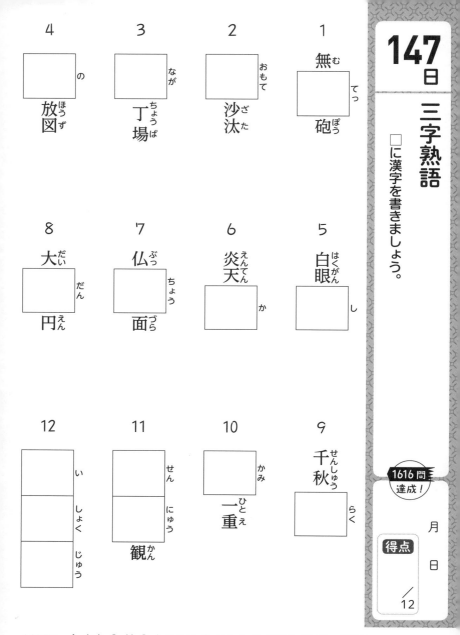

148日

覚えておきたい基本の漢字

――線部は読み方をひらがなで、□は漢字を書きましょう。

1628問達成！

月　日

得点　／12

1 川《かわ》の浅い所《ところ》。（　　）

2 雑草《ざっそう》を抜く。（　　）

3 同僚と競《きそ》い合《あ》う。（　　）

4 事件《じけん》に遭遇する。（　　）

5 営業部《ぶ》に勤《つと》める。（　　）

6 上司《じょうし》に報告する。（　　）

7 だれかの□《お》とし物《もの》。

8 □《ゆた》かな大自然《だいしぜん》。

9 □《きょ》□《しゅ》して発言《はつげん》する。

10 メンバーに□《けつ》□《いん》が出《で》る。

11 映画《えいが》の□《び》□《じゅつ》監督《かんとく》。

12 □《ぜん》□《や》□《さい》が行《おこな》われる。

146日の答え ▶ 1. けん 2. じゅう 3. いあい 4. 弓 5. 合気 6. 空手 7. か 8. こう 9. 茶 10. 書

149日

歴史上の人物・出来事（明治・大正）

——線部は読み方をひらがなで、□は漢字を書きましょう。

1640問達成！

月　日

得点　／12

1 大《おお》久《く》保《ぼ》利通

2 福《ふく》澤《ざわ》諭吉

3 尾《お》崎《ざき》行雄

4 明《めい》治《じ》維新

5 廃《はい》藩《はん》置県

6 護憲運《うん》動《どう》

7 板《いた》垣《がき》□《たい》□《すけ》

8 伊《い》藤《とう》□《ひろ》□《ぶみ》

9 □《はら》敬《たかし》

10 自《じ》由《ゆう》□《みん》□《けん》運《うん》動《どう》

11 □《こっ》□《かい》の開《かい》設《せつ》

12 □《こめ》騒《そう》動《どう》

147日の答え ▶ 1.鉄 2.表 3.長 4.野 5.視 6.下 7.頂 8.団 9.楽 10.紙 11.先入 12.衣食住

150日

覚えておきたい基本の漢字

——線部は読み方をひらがなで、□は漢字を書きましょう。

1652問達成！

月　日

得点　／12

1 意味《いみ》を成さない。（　　）

2 節をきかせて歌《うた》う。（　　）

3 皆勤賞《しょう》をもらう。（　　）

4 家訓を守《まも》る。（　　）

5 極限まで挑戦《ちょうせん》する。（　　）

6 子孫を残《のこ》す。（　　）

7 一代《いちだい》で□《とみ》を築《きず》く。

8 りんごが□《みの》る。

9 □《よく》□《ぼう》を抑《おさ》える。

10 □《よ》□《そう》を裏切《うらぎ》る展開《てんかい》。

11 □《やく》□《め》を果《は》たす。

12 □《くろ》□《しお》の強《つよ》い流《なが》れ。

148日の答え ▶ 1.あさ 2.ぬ 3.どうりょう 4.そうぐう 5.えいぎょう 6.ほうこく 7.落 8.豊 9.挙手 10.欠員 11.美術 12.前夜祭

151日

読み間違えやすい漢字・言葉

――線部の読み方をひらがなで書きましょう。

1662問 達成！

月　日

得点　／10

1 官《かん》を辞《じ》し野に下《くだ》る。（　　）

2 健気な姿《すがた》に涙《なみだ》する。（　　）

3 一日の長《ちょう》がある。（　　）

4 戦《せん》争《そう》を嫌悪する。（　　）

5 世《せ》界《かい》中《じゅう》を席巻する。（　　）

6 凡庸な選《せん》手《しゅ》。（　　）

7 逐次報《ほう》告《こく》しなさい。（　　）

8 決《けっ》勝《しょう》で惜敗する。（　　）

9 疾病予《よ》防《ぼう》に努《つと》める。（　　）

10 汎用機《き》械《かい》の販《はん》売《ばい》。（　　）

149日の答え▶ 1．としみち 2．ゆきち 3．ゆきお 4．いしん 5．ちけん 6．ごけん 7．退助 8．博文 9．原 10．民権 11．国会 12．米

152日

ことわざ

――線部は読み方をひらがなで、□は漢字を書きましょう。

1 捕《と》らぬ**狸**の皮算用《かわざんよう》（　　）

2 のれんに**腕押**し（　　）

3 早《はや》起《お》きは**三文**の徳《とく》（　　）

4 **帯**に短《みじか》し襷《たすき》に長《なが》し（　　）

5 **馬子**にも衣装《いしょう》（　　）

6 短気《たんき》は**損気**（　　）

7 青菜《あおな》に□《しお》

8 □《じゅう》□《ばこ》の隅《すみ》をつつく

9 知《ち》恵《え》は万代《ばんだい》の□《たから》

10 弘法《こうぼう》にも□《ふで》の誤《あやま》り

11 怪《け》我《が》の□《こう》□《みょう》

12 案《あん》ずるより産《う》むが□《やす》し

1674問 達成！

月　日

得点　／12

150日の答え ▶ 1.な 2.ふし 3.かいきん 4.かくん 5.きょくげん 6.しそん 7.富 8.実 9.欲望 10.予想 11.役目 12.黒潮

153日

覚えておきたい基本の漢字

——線部は読み方をひらがなで、□は漢字を書きましょう。

1686問達成！

月　日

得点　／12

1 太陽《たいよう》に照らされる。（　　）

2 選手《せんしゅ》が交代する。（　　）

3 頼《たの》みを無下に断《ことわ》る。（　　）

4 恐《おそ》ろしさに戦慄する。（　　）

5 順序よく話《はな》す。（　　）

6 マシンを稼働させる。（　　）

7 品質《ひんしつ》を□《たも》つ。

8 本日《ほんじつ》□《かぎ》りのセール。

9 □□《こてん》落語《らくご》を聞《き》く。

10 ラジオの□□《おんせい》。

11 使者《ししゃ》を□□《はけん》する。

12 中華《ちゅうか》□□《りょうり》の店《みせ》。

151日の答え▶ 1.や 2.けなげ 3.いちじつ 4.けんお 5.せっけん 6.ぼんよう 7.ちくじ 8.せきはい 9.しっぺい 10.はんよう

154日

音読みと訓読み

―線部の読み方をひらがなで書きましょう。

1 幸福《ふく》を味《あじ》わう。

2 海《うみ》の幸を楽《たの》しむ。

3 町内《ない》の集《あつ》まり。

4 知《し》らない町へ行《い》く。

5 名《な》より実を取《と》る。

6 努力《どりょく》が実を結《むす》ぶ。

7 要点《ようてん》を補《ほ》捉する。

8 大《たい》意《い》を捉える。

9 汽《き》笛が聞《き》こえる。

10 笛を吹《ふ》く。

11 本《ほん》当の気《き》持《も》ち。

12 くじに当たる。

1698問 達成！

月　日

得点

／12

152日の答え ▶ 1.たぬき 2.うでお 3.さんもん 4.おび 5.まご 6.そんき 7.塩 8.重箱 9.宝 10.筆 11.功名 12.易

155日

覚えておきたい基本の漢字

——線部は読み方をひらがなで、□は漢字を書きましょう。

1710問達成！

月　日

得点　／12

1 任務《にんむ》を帯びる。（　　）

2 静寂に包《つつ》まれる。（　　）

3 池《いけ》を一周りする。（　　）

4 自然《しぜん》を観察する。（　　）

5 経済《けいざい》が停滞する。（　　）

6 終了《しゅうりょう》時間《じかん》の延長。（　　）

7 プレゼントを□《えら》ぶ。

8 家族《かぞく》で□《ささ》え合《あ》う。

9 □《せい》□《ぎ》を貫《つらぬ》く。

10 □《こ》□《せい》をいかした仕事《しごと》。

11 交差点《こうさてん》を□《う》□《せつ》する。

12 □《こう》□《てい》の玉印《ぎょくいん》。

153日の答え▶ 1.て 2.こうたい 3.むげ 4.せんりつ 5.じゅんじょ 6.かどう 7.保 8.限 9.古典 10.音声 11.派遣 12.料理

156日

日本の楽器

——線部の読み方をひらがなで書きましょう。

1720問 達成！

月　日

得点 ／10

1 琴

2 小鼓

3 胡弓

4 尺八

5 琵琶

6 篠笛

7 鳴子

8 三味線

9 和太鼓

10 拍子木

154日の答え ▶ 1．こう 2．さち 3．ちょう 4．まち 5．じつ 6．み 7．そく 8．とら 9．てき 10．ふえ 11．とう 12．あ

157日

覚えておきたい基本の漢字

——線部は読み方をひらがなで、□は漢字を書きましょう。

1 目《め》を潤ませる。

2 冷水《れいすい》を浴びせる。

3 裁縫を得意《とくい》とする。

4 明白な事実《じじつ》。

5 環境保護《ほご》に努《つと》める。

6 郷里を遠《とお》く離《はな》れる。

7 □《あらそ》う必要《ひつよう》はない。

8 夜《よる》は雨戸《あまど》を□《し》める。

9 □《きん》□《きょう》を知《し》らせる。

10 国語《こくご》と□《さん》□《すう》を教《おし》える。

11 □《せ》□《だい》を越《こ》えた交流《こうりゅう》。

12 絶好《ぜっこう》の□《き》□《かい》を得《え》る。

1732問達成！

月　日

得点 ／12

155日の答え 1.お 2.せいじゃく 3.ひとまわ 4.かんさつ 5.ていたい 6.えんちょう 7.選 8.支 9.正義 10.個性 11.右折 12.皇帝

158日

送り仮名

〔　〕に漢字と送り仮名を書きましょう。

1 失《しっ》敗《ぱい》を〔　　〕。　せめる

2 申《もう》し出《で》を〔　　〕。　ことわる

3 客《きゃく》席《せき》に〔　　〕。　みちびく

4 恩《おん》に〔　　〕。　むくいる

5 水《みず》かさが〔　　〕。　ふえる

6 大《たい》切《せつ》に〔　　〕。　はぐくむ

7 夜《よ》道《みち》は〔　　〕。　あぶない

8 命《めい》令《れい》に〔　　〕。　さからう

9 相《あい》手《て》を〔　　〕。　うやまう

10 平《へい》静《せい》を〔　　〕。　よそおう

1742問 達成！

月　日

得点　／10

156日の答え ▶ 1.こと 2.こつづみ 3.こきゅう 4.しゃくはち 5.びわ 6.しのぶえ 7.なるこ 8.しゃみせん 9.わだいこ 10.ひょうしぎ

159日

日本三景・三名園

——線部は読み方をひらがなで、□は漢字を書きましょう。

1748問達成！

月　日

得点　／6

【日本三景】

1　□□□《あまのはしだて》…京都府《きょうとふ》宮津市《し》（　　）

2　□□《まつしま》…宮城県《みやぎけん》まつしま湾（　　）

3　□□《いつくしま》（宮島《みやじま》）…広島県《けん》廿日市《はつかいち》市《し》（　　）

【三名園】

4　兼六園《えん》（　　）…石川県《いしかわけん》□□《かなざわ》市《し》

5　偕楽園《えん》（　　）…茨城県《いばらきけん》□□《みと》市《し》

6　後楽園《えん》（　　）…□□《おかやま》県《けん》おかやま市《し》

157日の答え▶ 1.うる 2.あ 3.さいほう 4.めいはく 5.かんきょう 6.きょうり 7.争 8.閉 9.近況 10.算数 11.世代 12.機会

160日

覚えておきたい基本の漢字

——線部は読み方をひらがなで、□は漢字を書きましょう。

1760問 達成！

月　日

得点　／12

1 経験《けいけん》を積む。（　　）

2 かがり火《び》が燃える。（　　）

3 部署《ぶしょ》を管轄する。（　　）

4 街頭インタビュー。（　　）

5 婚姻を結《むす》ぶ。（　　）

6 思案にくれる。（　　）

7 その□《た》の方法《ほうほう》を試《ため》す。

8 嫌《いや》なことを□《わす》れる。

9 □《ざい》□《ほう》を見《み》つける。

10 □《そう》□《げい》バスを利用《りよう》する。

11 □《きゅう》□《じん》に応募《おうぼ》する。

12 呼《よ》びかけに□《さん》□《どう》する。

158日の答え▶ 1.責める 2.断る 3.導く 4.報いる 5.増える 6.育む 7.危ない 8.逆らう 9.敬う 10.装う

161日

四字熟語

——線部は読み方をひらがなで、□は漢字を書きましょう。

1. 荒唐無《む》稽《けい》
2. 古今無《む》双《そう》
3. 虎視眈《たん》眈《たん》
4. 獅《し》子《し》奮迅
5. 広大無《む》辺《へん》
6. 美辞麗《れい》句《く》
7. □《あく》□《せん》苦《く》闘《とう》
8. □《こう》□《めい》正《せい》大《だい》
9. □《ほん》□《まつ》転《てん》倒《とう》
10. 奇《き》奇《き》□《かい》□《かい》
11. 一《いっ》攫《かく》□《せん》□《きん》
12. 波《は》瀾《らん》□《ばん》□《じょう》

1772問 達成！

月　日

得点 ／12

159日の答え ▶ 1. 天橋立・みやづ 2. 松島・わん 3. 厳島・ひろしま 4. けんろく・金沢 5. かいらく・水戸 6. こうらく・岡山

162日

覚えておきたい基本の漢字

——線部は読み方をひらがなで、□は漢字を書きましょう。

1784問 達成！

月　日

得点　／12

1　父《ちち》によく似た子《こ》。（　　）

2　オルゴールの調べ。（　　）

3　自動車《じどうしゃ》の試乗。（　　）

4　ペンキが付着する。（　　）

5　泣《な》いて哀願する。（　　）

6　想像《そうぞう》を具現化《か》する。（　　）

7　すきま風《かぜ》を□《ふせ》ぐ。

8　工業《こうぎょう》で□《さか》えた町《まち》。

9　人類《じんるい》の□□《そせん》。

10　□□《りくろ》を進《すす》む。

11　寒《さむ》くて□□《はなみず》が出る。

12　借《か》りた物《もの》を□□《へんきゃく》する。

160日の答え ▶ 1.つ　2.も　3.かんかつ　4.がいとう　5.こんいん　6.しあん
7.他　8.忘　9.財宝　10.送迎　11.求人　12.賛同

163日

特別な読み方の言葉

――線部の読み方をひらがなで書きましょう。

1 お巡りさんと話《はな》す。（　　　）

2 仕事《しごと》に差《さ》し支える。（　　　）

3 乳母に育《そだ》てられた。（　　　）

4 片《かた》仮名で書《か》く。（　　　）

5 芝生に寝転《ねころ》ぶ。（　　　）

6 部屋で本《ほん》を読《よ》む。（　　　）

7 小豆を煮《に》て食《た》べる。（　　　）

8 娘《むすめ》が二人いる。（　　　）

9 凸凹道《みち》が続《つづ》く。（　　　）

10 五月雨で増水《ぞうすい》する。（　　　）

1794問 達成！

月　日

得点　／10

161日の答え▶ 1.こうとう 2.ここん 3.こし 4.ふんじん 5.こうだい 6.びじ 7.悪戦 8.公明 9.本末 10.怪怪（怪々）11.千金 12.万丈

164日

覚えておきたい基本の漢字

——線部は読み方をひらがなで、□は漢字を書きましょう。

1806問 達成！

月　日

得点 ／12

1 年《ねん》賀《が》状《じょう》を刷る。（　）

2 明《あき》らかな兆候。（　）

3 快適な室《しつ》温《おん》。（　）

4 手《て》荷《に》物《もつ》検査。（　）

5 親《しん》切《せつ》を信条とする。（　）

6 甘《あま》い蜂蜜。（　）

7 本人《ほんにん》を□《まじ》えて話《はな》す。

8 飼《か》い□《ぬし》のモラル。

9 □《かん》□《さい》地《ち》方《ほう》の出身《しゅっしん》。

10 □《がん》□《こ》に言《い》い張《は》る。

11 テニスの□《たま》□《ひろ》い。

12 □《しゃく》□《や》に住《す》む。

162日の答え ▶ 1．に 2．しら 3．しじょう 4．ふちゃく 5．あいがん 6．ぐげん 7．防 8．栄 9．祖先 10．陸路 11．鼻水 12．返却

165日

環境に関する言葉

——線部は読み方をひらがなで、□は漢字を書きましょう。

1816問達成！

月　日

得点　／10

1 黄砂対策《たいさく》（　　）

2 廃棄物処理《しょり》（　　）

3 景観保護《ほご》（　　）

4 大気《たいき》汚染（　　）

5 循環型社会《しゃかい》の実現《じつげん》（　　）

6 □《しん》□《りん》保全《ほぜん》

7 □《がい》□《ちゅう》対策《たいさく》

8 世界《せかい》□《しょく》□《りょう》デー

9 気候《きこう》□《へん》□《どう》

10 生物《せいぶつ》□《た》□《よう》□《せい》

163日の答え▶ 1．まわ 2．つか 3．うば 4．かな 5．しばふ 6．へや 7．あずき 8．ふたり 9．でこぼこ 10．さみだれ

166日

似ている漢字

□に漢字を書きましょう。

1. □《しき》典《てん》に参加《さんか》する。
2. □《ぶ》道《どう》の鍛錬《たんれん》。
3. 空《くう》□《かん》の有効利用《ゆうこうりよう》。
4. □《もん》限《げん》を決《き》める。
5. □《もん》題《だい》を解決《かいけつ》する。
6. 新商品《しんしょうひん》を□《こう》案《あん》する。
7. 親《おや》□《こう》行《こう》な息子《むすこ》。
8. 知《ち》□《しき》を増《ふ》やす。
9. きれいな布《ぬの》を□《お》る。
10. □《しょく》人《にん》の技《わざ》に学《まな》ぶ。

1826問 達成！

月　日

得点　／10

164日の答え　1.す 2.ちょうこう 3.かいてき 4.けんさ 5.しんじょう 6.はちみつ 7.交 8.主 9.関西 10.頑固 11.球拾 12.借家

167日

覚えておきたい基本の漢字

——線部は読み方をひらがなで、□は漢字を書きましょう。

1838問達成！

月　日

得点　／12

1　師《し》に仕える。（　　）

2　シールを貼る。（　　）

3　秘密《ひみつ》の暗号。（　　）

4　謙虚な姿勢《しせい》で話《はな》す。（　　）

5　店番を頼《たの》まれる。（　　）

6　救急隊員《たいいん》になる。（　　）

7　□《わたし》の考《かんが》え。

8　頭《あたま》の□□《かいてん》が早《はや》い。

9　□□《ちゅうしゃ》場《じょう》を探《さが》す。

10　□□《ざいもく》置《お》き場《ば》。

11　□□《しょうめい》を当《あ》てる。

12　□□《さいきょう》のサッカーチーム。

165日の答え▶ 1．こうさ 2．はいきぶつ 3．けいかん 4．おせん 5．じゅんかんがた 6．森林 7．害虫 8．食料（食糧）9．変動 10．多様性

168日

クロスワード

漢字の読み方をひらがなで書き、クロスワードを完成させましょう。

1851問 達成！

月　日

得点　／13

ヨコのカギ

② 四季

③ 就学

⑥ 後継

⑦ 猛攻

⑨ 子音

⑪ 野次馬

※小さい字も大きく書きます。
例 切手 きって→ きつて

タテのカギ

① 重要

② 詩句

④ 外交

⑤ 地平線

⑦ 模写

⑧ 呼応

⑩ 異議

■	①	■	■	②		■
③			④		■	⑤
■		■		■	■	
■		■	⑥			
⑦		⑧		■	■	
	■		■	⑨	⑩	
⑪				■		■

166日の答え ▶ 1.式 2.武 3.間 4.門 5.問 6.考 7.孝 8.識 9.織 10.職

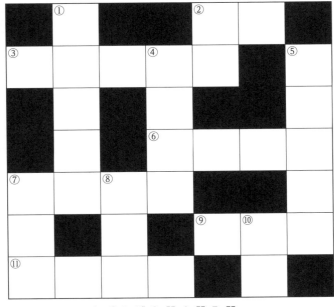

169日

覚えておきたい基本の漢字

——線部は読み方をひらがなで、□は漢字を書きましょう。

1 胃を休《やす》める。（　　）

2 大変《たいへん》遺憾に思《おも》う。（　　）

3 議論が白熱《はくねつ》する。（　　）

4 ナイル川《がわ》以東。（　　）

5 アルミニウムの溶解。（　　）

6 商品《しょうひん》を郵送する。（　　）

7 どちらを買《か》うか□《まよ》う。

8 肩《かた》を□《く》んで歌《うた》う。

9 □《せき》□《はん》を炊《た》いて祝《いわ》う。

10 □《せき》□《にん》を果《は》たす。

11 物《もの》の□《ぞく》□《せい》を見極《みきわ》める。

12 □《ぎょう》□《れつ》の最後尾《さいこうび》。

1863問 達成！

月　日

得点　／12

167日の答え ▶ 1. つか 2. は 3. あんごう 4. けんきょ 5. みせばん 6. きゅうきゅう 7. 私 8. 回転 9. 駐車 10. 材木 11. 照明 12. 最強

170日

季節に関する言葉（秋）

——線部は読み方をひらがなで、□は漢字を書きましょう。

1875問 達成！

月　日

得点　／12

1 虫《むし》の音

2 秋分

3 新涼

4 水《みず》澄む

5 渡り鳥《どり》

6 稲穂

7 草《くさ》の□《み》

8 秋《あき》□《ば》れ

9 □《ざん》□《しょ》

10 □《げい》□《じゅつ》

11 木々《きぎ》の□《こう》□《よう》

12 □《ほし》□《づき》□《よ》

168日の答え▶ タテ①じゆうよう ②しく ④がいこう ⑤ちへいせん ⑦もしや ⑧こおう ⑩いぎ
ヨコ②しき ③しゆうがく ⑥こうけい ⑦もうこう ⑨しいん ⑪やじうま

171日

覚えておきたい基本の漢字

——線部は読み方をひらがなで、□は漢字を書きましょう。

1887問 達成！

月　日

得点 ／12

1 呪文《じゅもん》を唱える。（　　）

2 正にその通《とお》りだ。（　　）

3 紳士らしい態度《たいど》。（　　）

4 祭日が近《ちか》づく。（　　）

5 雨《あま》合羽を着《き》る。（　　）

6 長期《ちょうき》休暇を取《と》る。（　　）

7 □《み》ち足《た》りた気持《きも》ち。

8 □《か》□《ち》ある一品《いっぴん》。

9 □《う》□《ちゅう》への憧《あこが》れ。

10 美術館《びじゅつかん》の□《てん》□《じ》。

11 □《ぎゅう》□《ひ》のバッグ。

12 □《ふく》□《と》□《しん》に居《きょ》をかまえる。

169日の答え▶ 1．い 2．いかん 3．ぎろん 4．いとう 5．ようかい 6．ゆうそう 7．迷 8．組 9．赤飯 10．責任 11．属性 12．行列

172日

同音異義語

□に漢字を書きましょう。

1897問 達成！

月　日

得点　／10

1 決裂《けつれつ》は□《ひっ》□《し》だ。

2 □《ひっ》□《し》の形相《ぎょうそう》。

3 映画《えいが》を□《せい》□《さく》する。

4 経済《けいざい》□《せい》□《さく》の転換《てんかん》。

5 机《つくえ》を□《せい》□《さく》する。

6 大学《だいがく》の□《こう》□《ぎ》を受《う》ける。

7 厳重《げんじゅう》に□《こう》□《ぎ》する。

8 真理《しんり》を□《つい》□《きゅう》する。

9 責任《せきにん》を□《つい》□《きゅう》する。

10 利益《りえき》を□《つい》□《きゅう》する。

170日の答え▶ 1. ね 2. しゅうぶん 3. しんりょう 4. す 5. わた 6. いなほ 7. 実 8. 晴 9. 残暑 10. 芸術 11. 紅葉 12. 星月夜

173日

旧暦の月の名前

——線部の読み方をひらがなで書きましょう。

月　日

得点　／12

1 一月《いちがつ》…睦月

2 二《に》月《がつ》…如月

3 三《さん》月《がつ》…弥生

4 四《し》月《がつ》…卯月

5 五《ご》月《がつ》…皐月

6 六《ろく》月《がつ》…水無月

7 七月《しちがつ》…文月

8 八月《はちがつ》…葉月

9 九《く》月《がつ》…長月

10 十月《じゅうがつ》…神無月

11 十一月《じゅういちがつ》…霜月

12 十《じゅう》二《に》月《がつ》…師走

171日の答え▶ 1．となな 2．まさ 3．しんし 4．さいじつ 5．がっぱ 6．きゅうか 7．満 8．価値 9．宇宙 10．展示 11．牛皮 12．副都心

174日

覚えておきたい基本の漢字

――線部は読み方をひらがなで、□は漢字を書きましょう。

1921問 達成！

月　日

得点　／12

1 日《ひ》の出《で》を拝む。

2 疲労が回復《かいふく》する。

3 単独行動《こうどう》をとる。

4 特別展《とくべつてん》の目録。

5 直径を測《はか》る。

6 一家《いっか》の大黒柱。

7 ゼリーを□《かた》める。

8 □《あな》があったら入《はい》りたい。

9 □□《こがた》テレビを買《か》う。

10 国民《こくみん》のための□□《せいふ》。

11 データを□□《ひかく》検討《けんとう》する。

12 □□《えきしゃ》を改築《かいちく》する。

172日の答え ▶ 1．必至 2．必死 3．制作 4．政策 5．製作 6．講義 7．抗議 8．追究 9．追及 10．追求

175日

対義語

□に漢字を書き、対義語の組を完成させましょう。

1　危《き》険《けん》 ⇕ □あん □ぜん

2　冷《れい》淡《たん》 ⇕ □しん □せつ

3　依《い》存《そん》 ⇕ □じ □りつ

4　決《けつ》裂《れつ》 ⇕ □わ □かい

5　質《しつ》疑《ぎ》 ⇕ □おう □とう

6　形《けい》式《しき》 ⇕ □ない □よう

7　却《きゃっ》下《か》 ⇕ □じゅ □り

8　慎《しん》重《ちょう》 ⇕ □けい □そつ

9　遠《えん》隔《かく》 ⇕ □きん □せつ

10　過《か》去《こ》 ⇕ □げん □ざい

11　普《ふ》通《つう》 ⇕ □とく □べつ

12　虚《きょ》偽《ぎ》 ⇕ □しん □じつ

1933問 達成！

月　日

得点 ／12

173日の答え ▶ 1．むつき 2．きさらぎ 3．やよい 4．うづき 5．さつき 6．みなづき 7．ふみづき（ふづき） 8．はづき 9．ながつき 10．かんなづき 11．しもつき 12．しわす

176日 覚えておきたい基本の漢字

——線部は読み方をひらがなで、□は漢字を書きましょう。

1 やっと手《て》が空いた。（　　）

2 化粧に気《き》を遣《つか》う。（　　）

3 海外《かいがい》に移住したい。（　　）

4 王《おう》を守《まも》る衛兵。（　　）

5 意欲が高《たか》まる。（　　）

6 日本刀を扱《あつか》う。（　　）

7 □《すぎ》の木《き》が多《おお》い森《もり》。

8 辞書《じしょ》を□《か》す。

9 □《じ》□《ぞく》することが大事《だいじ》だ。

10 □《じゅん》□《び》が良《よ》い。

11 □《しょう》□《ぎょう》が盛《さか》んな町《まち》。

12 宿《やど》の□《かり》□《よ》□《やく》をする。

1945問 達成！

月　日

得点　／12

174日の答え ▶ 1．おが 2．ひろう 3．たんどく 4．もくろく 5．ちょっけい 6．だいこくばしら 7．固 8．穴 9．小型 10．政府 11．比較 12．駅舎

177日

旧国名

――線部の読み方をひらがなで書きましょう。

1955問達成!

月　日

得点　／10

1 能登（　　）

2 加賀（　　）

3 尾張（　　）

4 伊勢（　　）

5 近江（　　）

6 紀伊（　　）

7 摂津（　　）

8 丹波（　　）

9 播磨（　　）

10 備前（　　）

175日の答え▶ 1. 安全 2. 親切 3. 自立 4. 和解 5. 応答 6. 内容 7. 受理 8. 軽率 9. 近接 10. 現在 11. 特別 12. 真実

178日

覚えておきたい基本の漢字

――線部は読み方をひらがなで、□は漢字を書きましょう。

1967問 達成！

月　日

得点　／12

1 類いまれな美《うつく》しさ。（　　）

2 喉《のど》が渇く。（　　）

3 井戸で水《みず》をくむ。（　　）

4 大豆《だいず》を発酵させる。（　　）

5 恩師に手紙《てがみ》を出《だ》す。（　　）

6 有益なアドバイス。（　　）

7 熊《くま》の□《ふゆ》ごもり。

8 落《お》とし物《もの》を□《さが》す。

9 月末《げつまつ》に□《や》□《ちん》を払《はら》う。

10 □《さい》□《ど》申《もう》し込《こ》む。

11 百円《ひゃくえん》□《きん》□《いつ》の店《みせ》。

12 □《と》□《ほ》で行《い》く。

176日の答え ▶ 1. あ 2. けしょう 3. いじゅう 4. えいへい 5. いよく 6. にほんとう 7. 杉 8. 貸 9. 持続 10. 準備 11. 商業 12. 仮予約

179日

覚えておきたい基本の漢字

——線部は読み方をひらがなで、□は漢字を書きましょう。

1　煮え湯《ゆ》を飲《の》まされる。（　　）

2　流《なが》れに棹さす。（　　）

3　奇特な心《こころ》がけだ。（　　）

4　汚名を返《へん》上《じょう》する。（　　）

5　耳障りな音《おと》。（　　）

6　君《きみ》の話《はなし》は噴飯物だ。（　　）

7　□《なさ》けは人《ひと》の為《ため》ならず。

8　□《く》□《かく》整《せい》理《り》が行《おこな》われる。

9　紙《し》幅《ふく》の都《つ》合《ごう》で□《かつ》□《あい》する。

10　□《しゅく》□《えん》に招《まね》かれる。

11　天《てん》地《ち》□《む》□《よう》の箱《はこ》。

12　こんな仕《し》事《ごと》、□《やく》□《ぶ》□《そく》だ。

1979問達成！

月　日

得点　／12

177日の答え ▶ 1.のと 2.かが 3.おわり 4.いせ 5.おうみ 6.きい 7.せっつ 8.たんば 9.はりま 10.びぜん

180日

歴史上の人物・出来事（昭和初期）

——線部は読み方をひらがなで、□は漢字を書きましょう。

1　東条《とうじょう》英機（　　　）

2　犬養毅《つよし》（　　　）

3　宮沢《みやざわ》賢治（　　　）

4　世界《せかい》恐慌（　　　）

5　金輸出《きんゆしゅつ》解禁（　　　）

6　ポツダム宣言《せんげん》受諾（　　　）

7　□《たね》□《だ》山頭火《さんとうか》

8　新美《にいみ》□《なん》□《きち》

9　男子普通《だんしふつう》□《せん》□《きょ》の実施《じっし》

10　□《まん》□《しゅう》事変《じへん》

11　室戸《むろと》□《たい》□《ふう》上陸《じょうりく》

12　国際連盟《こくさいれんめい》□《だっ》□《たい》

1991問 達成！

月　日

得点　／12

178日の答え ▶ 1. たぐ 2. かわ 3. いど 4. はっこう 5. おんし 6. ゆうえき 7. 冬 8. 探（捜）9. 家賃 10. 再度 11. 均一 12. 徒歩

181日

覚えておきたい基本の漢字

——線部は読み方をひらがなで、□は漢字を書きましょう。

2003問達成！

月　日

得点　／12

1　遊《あそ》びに飽きる。（　　）

2　厚くもてなす。（　　）

3　親戚付《づ》き合《あ》い。（　　）

4　諸外国《しょがいこく》を歴訪する。（　　）

5　久々《ひさびさ》の帰省。（　　）

6　容量が大《おお》きい。（　　）

7　みんなで□《わ》になる。

8　友《とも》の門出《かどで》を□《しゅく》□《ふく》する。

9　この街《まち》は□《ち》□《あん》が良《よ》い。

10　□《にゅう》□《ねん》に掃除《そうじ》する。

11　ピアノ□《きょう》□《しつ》に通《かよ》う。

12　部屋《へや》の□《めん》□《せき》を測《はか》る。

179日の答え▶ 1. に　2. さお　3. きとく　4. おめい　5. みみざわ　6. ふんぱんもの
7. 情　8. 区画　9. 割愛　10. 祝宴　11. 無用　12. 役不足

182日

慣用句

——線部は読み方をひらがなで、□は漢字を書きましょう。

1 顔《かお》に泥を塗《ぬ》る

2 後《うし》ろ髪を引《ひ》かれる

3 手塩にかける

4 株が上《あ》がる

5 恩に着《き》せる

6 歯《は》に衣着《き》せぬ

7 □《お》り紙《がみ》つき

8 □《くち》□《ぐるま》に乗《の》せる

9 □《せ》に腹《はら》はかえられぬ

10 へそで□《ちゃ》を沸《わ》かす

11 目《め》を□《ひか》らす

12 □《むし》が知《し》らせる

2015問達成！

月　日

得点　／12

180日の答え ▶ 1.ひでき 2.いぬかい 3.けんじ 4.きょうこう 5.かいきん 6.じゅだく 7.種田 8.南吉 9.選挙 10.満州 11.台風 12.脱退

183日

覚えておきたい基本の漢字

――線部は読み方をひらがなで、□は漢字を書きましょう。

1 自らの力《ちから》を信《しん》じる。（　　　）

2 老いた馬《うま》。（　　　）

3 毒舌のタレント。（　　　）

4 透明なビニール。（　　　）

5 心《こころ》を打《う》つ絶景。（　　　）

6 チームの副将。（　　　）

7 発想《はっそう》が□《まず》しい。

8 □《わり》に合《あ》わない。

9 □《すな》□《はま》で日焼《ひや》けする。

10 ビルの□《けん》□《せつ》工事《こうじ》。

11 □《しゅ》□《い》を奪還《だっかん》する。

12 式典《しきてん》の□《し》□《かい》をする。

2027問達成！

月　日

得点　／12

181日の答え▶ 1.あ 2.あつ 3.しんせき 4.れきほう 5.きせい 6.ようりょう 7.輪 8.祝福 9.治安 10.入念 11.教室 12.面積

184日

同訓異字

□に漢字を書きましょう。

1 絵《え》が気《き》に□《い》る。

2 多《おお》くの金《かね》が□《い》る。

3 罪《つみ》を□《おか》す。

4 危《き》険《けん》を□《おか》す。

5 権《けん》利《り》を□《おか》す。

6 荷《に》物《もつ》を郵《ゆう》便《びん》で□《おく》る。

7 妻《つま》に花《はな》を□《おく》る。

8 北《きた》を□《さ》す。

9 西《にし》日《び》が□《さ》す。

10 鼻《はな》を□《さ》す臭《にお》い。

2037問達成！

月　日

得点　／10

182日の答え ▶ 1. どろ 2. がみ 3. てしお 4. かぶ 5. おん 6. きぬ 7. 折 8. 口車 9. 背 10. 茶 11. 光 12. 虫

185日

秋の花の名前

――線部は読み方をひらがなで、□は漢字を書きましょう。

1 萩

2 鶏頭

3 撫子

4 桔梗

5 彼岸花《ばな》

6 □《きく》

7 □《せん》□《にち》草《そう》

8 □《きん》□《もく》犀《せい》

9 □《おお》□《いぬ》蓼《たで》

10 □《じゅう》□《がつ》桜《ざくら》

2047問達成！

月　日

得点　／10

183日の答え▶ 1.みずか 2.お 3.どくぜつ 4.とうめい 5.ぜっけい 6.ふくしょう 7.貧 8.割 9.砂浜 10.建設 11.首位 12.司会

186日

覚えておきたい基本の漢字

——線部は読み方をひらがなで、□は漢字を書きましょう。

1 額にかかる前髪《まえがみ》。（　　）

2 要望《ようぼう》に応える。（　　）

3 事態《じたい》が混迷する。（　　）

4 岩壁をよじ登《のぼ》る。（　　）

5 ライバルを蹴散らす。（　　）

6 重宝している時計《とけい》。（　　）

7 ダーツの□《まと》。

8 □《れい》を挙《あ》げて説明《せつめい》する。

9 カラオケで□《せん》□《きょく》する。

10 今日《きょう》の空《そら》は□《かい》□《せい》だ。

11 □《くすり》□《ばこ》を取《と》り出《だ》す。

12 □《ど》□《かん》に座《すわ》る猫《ねこ》。

2059問達成！

月　日

得点　／12

184日の答え ▶ 1.入 2.要 3.犯 4.冒 5.侵 6.送 7.贈 8.指 9.差 10.刺

187日

四字熟語

——線部は読み方をひらがなで、□は漢字を書きましょう。

2071問 達成！

月　日

得点　／12

1 阿鼻叫喚《きょうかん》

2 唯唯《いい》諾諾

3 疑《ぎ》心《しん》暗鬼

4 心願《しんがん》成就

5 危急存亡《そんぼう》

6 信賞必罰《ひつばつ》

7 □《なん》船《せん》□《ほく》馬《ば》

8 一挙《いっきょ》□《りょう》□《とく》

9 七転《しちてん》□《ばっ》□《とう》

10 □《てん》□《ち》神明《しんめい》

11 □《む》□《み》乾燥《かんそう》

12 □《たい》□《げん》壮語《そうご》

185日の答え ▶ 1.はぎ 2.けいとう 3.なでしこ 4.ききょう 5.ひがん 6.菊 7.千日 8.金木 9.大犬 10.十月

188日

覚えておきたい基本の漢字

——線部は読み方をひらがなで、□は漢字を書きましょう。

2083問達成！

月　日

得点　／12

1　セーターが縮む。

2　面白《おもしろ》い冗談。

3　典型的《てき》な日本人《にほんじん》。

4　河川の流域《りゅういき》調査《ちょうさ》。

5　何者も恐《おそ》れない。

6　氷砂糖をなめる。

7　弟《おとうと》の□《か》わりに謝《あやま》る。

8　意見《いけん》を□《の》べる。

9　贈《おく》り物《もの》を□□《ほうそう》する。

10　□□《しょうじき》に話《はな》す。

11　犯人《はんにん》を□□《すいり》する名探偵《めいたんてい》。

12　□□□《ひこうき》に乗《の》る。

186日の答え ▶ 1.ひたい 2.こた 3.こんめい 4.がんぺき 5.けち 6.ちょうほう 7.的 8.例 9.選曲 10.快晴 11.薬箱 12.土管

189日

郷土料理（東日本編）

——線部は読み方をひらがなで、□は漢字を書きましょう。

1　三平汁《じる》（北海道《ほっかいどう》）（　　）

2　いちご□《に》（青森《あおもり》）

3　ずんだ餅（宮城《みやぎ》）（　　）

4　板《いた》蕎麦（山形《やまがた》）（　　）

5　□《みみ》うどん（栃木《とちぎ》）

6　塩辛こうこう（千葉《ちば》）（　　）

7　□《ふか》□《がわ》めし（東京《とうきょう》）

8　へらへら□《だん》□《ご》（神奈川《かながわ》）

9　長岡《ながおか》赤飯（新潟《にいがた》）（　　）

10　鰻の蒲焼《かばや》き（静岡《しずおか》）（　　）

2093問達成！

月　日

得点　／10

187日の答え▶ 1.あび 2.だくだく 3.あんき 4.じょうじゅ 5.ききゅう 6.しんしょう 7.南・北 8.両得 9.八倒 10.天地 11.無味 12.大言

190日 覚えておきたい基本の漢字

――線部は読み方をひらがなで、□は漢字を書きましょう。

2105問 達成！

月　日

得点　／12

1 罪の意識《いしき》を感《かん》じる。（　　）

2 風格のある店《みせ》。（　　）

3 寛大な心《こころ》を持《も》つ。（　　）

4 茶葉《ちゃば》の粉末。（　　）

5 満開の菜《な》の花《はな》。（　　）

6 忘年会《ぼうねんかい》の幹事。（　　）

7 春《はる》は□《わか》れの季節《きせつ》。

8 明《あ》かりが□《き》える。

9 □《び》□《だん》として語《かた》り継《つ》ぐ。

10 自作《じさく》の曲《きょく》を□《ろく》□《おん》する。

11 人工《じんこう》□《えい》□《せい》の光《ひかり》。

12 □《うお》□《いち》□《ば》を見《み》て回《まわ》る。

188日の答え ▶ 1.ちぢ 2.じょうだん 3.てんけい 4.かせん 5.なにもの 6.こおりざとう 7.代 8.述 9.包装 10.正直 11.推理 12.飛行機

191日

難読語

――線部の読み方をひらがなで書きましょう。

2115問達成！

月　日

得点　／10

1 過去《かこ》の例《れい》に倣う。（　　）

2 最新《さいしん》の流行《りゅうこう》に疎い。（　　）

3 損失《そんしつ》を補填する。（　　）

4 事実《じじつ》を隠蔽する。（　　）

5 華奢な体《からだ》つきだ。（　　）

6 団扇で風《かぜ》を送《おく》る。（　　）

7 役者《やくしゃ》冥利に尽《つ》きる。（　　）

8 土砂《どしゃ》が堆積する。（　　）

9 都会《とかい》の雑踏を歩《ある》く。（　　）

10 任務《にんむ》を完遂する。（　　）

189日の答え▶ 1．さんぺい 2．煮 3．もち 4．そば 5．耳
6．しおから 7．深川 8．団子 9．せきはん 10．うなぎ

192日

覚えておきたい基本の漢字

――線部は読み方をひらがなで、□は漢字を書きましょう。

2127問達成！

月　日

得点　／12

1 カメラを構える。（　　）

2 素材を生《い》かす。（　　）

3 大《おお》きな浴槽。（　　）

4 彼《かれ》は良《よ》い投手だ。（　　）

5 牛肉《ぎゅうにく》を解凍する。（　　）

6 製紙工場《こうじょう》で働《はたら》く。（　　）

7 英文《えいぶん》を□《やく》す。

8 □《ひ》□《よう》を捻出《ねんしゅつ》する。

9 □《すがた》□《かたち》の美《うつく》しい人《ひと》。

10 □《そこ》□《ぢから》を見《み》せる。

11 □《ろん》□《し》が明確《めいかく》だ。

12 ご□《しょう》□《わ》ください。

190日の答え ▶ 1.つみ 2.ふうかく 3.かんだい 4.ふんまつ 5.まんかい 6.かんじ 7.別 8.消 9.美談 10.録音 11.衛星 12.魚市場

193日

スポーツに関する言葉

――線部は読み方をひらがなで、□は漢字を書きましょう。

1 卓球

2 砲丸投《な》げ

3 走《はし》り幅跳び

4 軟式テニス

5 クレー射撃

6 □《ば》□《じゅつ》

7 □《きょう》□《えい》

8 □《えき》□《でん》

9 □《じゅう》□《りょう》挙《あ》げ

10 □《しん》□《たい》□《そう》

2137問 達成！

月　日

得点 ／10

191日の答え▶ 1.なら 2.うと 3.ほてん 4.いんぺい 5.きゃしゃ 6.うちわ 7.みょうり 8.たいせき 9.ざっとう 10.かんすい

194日

部首が分かりにくい漢字

□に漢字を書きましょう。

2147問達成！

月　日

得点　／10

【部首が「乚」の漢字】

1　□《らん》闘騒《とうさわ》ぎが起《お》きる。

2　毎日牛《まいにちぎゅう》□《にゅう》を飲《の》む。

【部首が「木」の漢字】

3　間《ま》もなく電車《でんしゃ》が□《く》る。

4　□《ひがし》から西《にし》へ向《む》かう。

5　布地《ぬのじ》を□《そ》める。

【部首が「日」の漢字】

6　□《ちゅう》食《しょく》をとる。

7　□《しゅん》眠暁《みんあかつき》を覚《おぼ》えず。

8　避《ひ》□《しょ》地《ち》で涼《すず》む。

9　太陽《たいよう》□《れき》の採用《さいよう》。

10　□《ぜ》も非《ひ》もない。

192日の答え▶　1.かま　2.そざい　3.よくそう　4.とうしゅ　5.かいとう　6.せいし　7.訳　8.費用　9.姿形　10.底力　11.論旨　12.唱和

195日

覚えておきたい基本の漢字

——線部は読み方をひらがなで、□は漢字を書きましょう。

2159問達成！

月　日

得点　／12

1　仕事《しごと》に**慣**れる。

2　木《き》の**幹**を水《みず》が伝《つた》う。

3　深窓《しんそう》の**令嬢**。

4　**逆光**でまぶしい。

5　**堂々**と主張《しゅちょう》する。

6　銀行《ぎんこう》の**融資**を受《う》ける。

7　海《うみ》と空《そら》の□《さかい》の色《いろ》。

8　□《やさ》しいレベルの問題《もんだい》。

9　日本《にほん》は□《しま》□《ぐに》だ。

10　代々《だいだい》続《つづ》く□《さか》□《や》。

11　□《ふく》□《しん》の部下《ぶか》。

12　曲《きょく》に合《あ》わせて□《さく》□《し》する。

193日の答え▶ 1. たっきゅう　2. ほうがん　3. ははばと　4. なんしき　5. しゃげき　6. 馬術　7. 競泳　8. 駅伝　9. 重量　10. 新体操

196日

漢字の画数つなぎ

一～十二画までの漢字を順番につなげて進みましょう。画数メモにはあてはまる漢字を書きましょう。

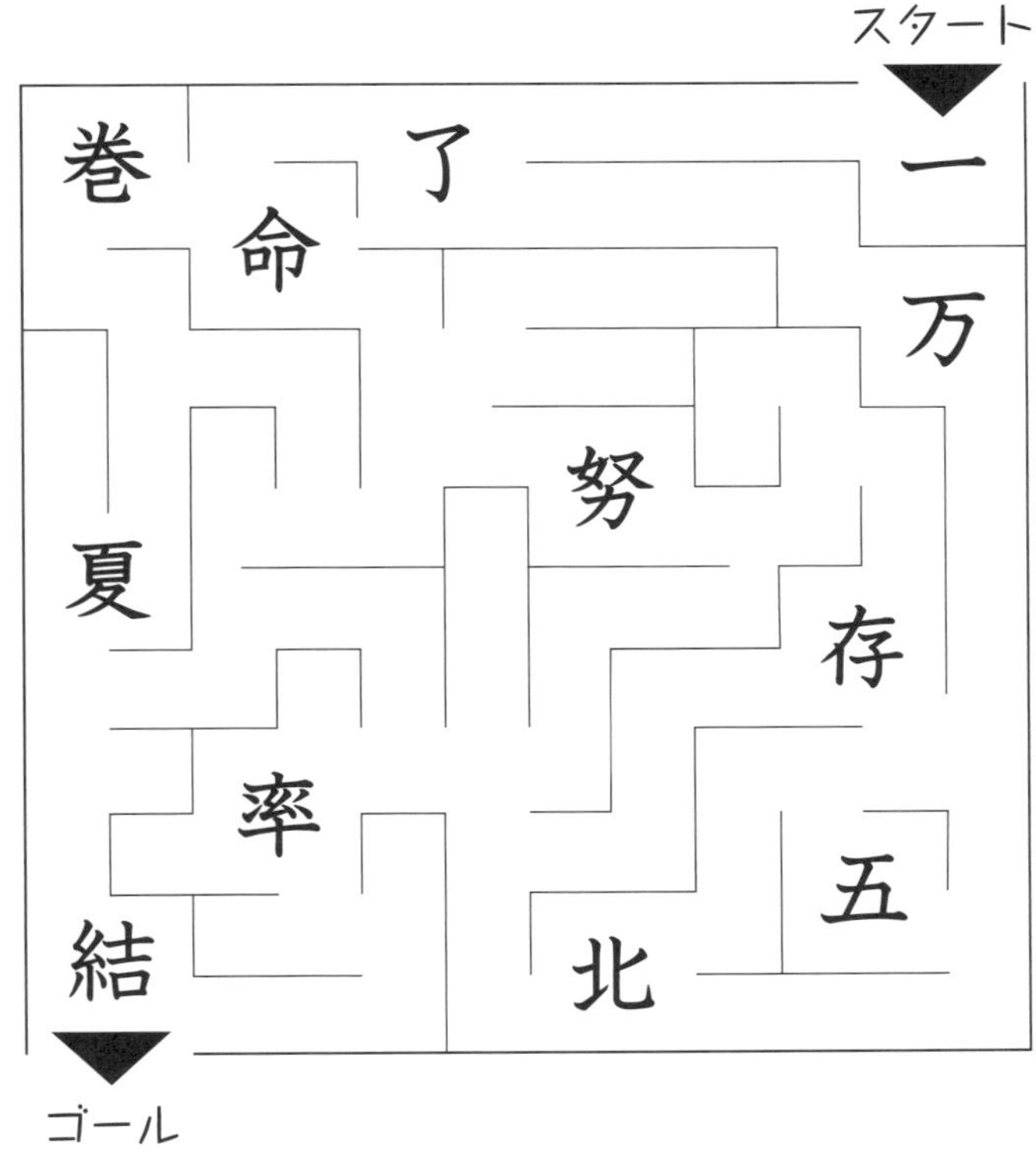

画数メモ

1画	2画	3画	4画	5画	6画

7画	8画	9画	10画	11画	12画

2171問達成！

月　日

得点　／12

194日の答え ▶ 1.乱 2.乳 3.来 4.東 5.染 6.昼 7.春 8.暑 9.暦 10.是

197日

覚えておきたい基本の漢字

――線部は読み方をひらがなで、□は漢字を書きましょう。

1 気《き》持《も》ちを推《お》し量る。

2 姿が見《み》える。

3 仏壇に手《て》を合《あ》わせる。

4 工夫を凝《こ》らす。

5 喜《よろこ》ばしい快挙。

6 美《うつく》しい雪《ゆき》の結晶。

7 引《ひ》っ□《こ》しを祝《いわ》う。

8 これは□《ゆう》□《りょう》な物件《ぶっけん》だ。

9 画集《がしゅう》を□《しゅっ》□《ぱん》する。

10 チケットの□《はん》□《けん》。

11 □《いく》□《じ》に奮闘《ふんとう》する。

12 □《よく》□《しつ》乾燥機《かんそうき》。

2183問達成！

月　日

得点　／12

195日の答え▶ 1．な 2．みき 3．れいじょう 4．ぎゃっこう 5．どうどう 6．ゆうし 7．境 8．易 9．島国 10．酒屋 11．腹心 12．作詞

198日

類義語

□に漢字を書き、類義語の組を完成させましょう。

2195問達成！

月　日

得点　／12

1　入念《にゅうねん》＝□《たん》念《ねん》

2　随意《ずいい》＝□《にん》意《い》

3　歴然《れきぜん》＝□《はん》然《ぜん》

4　観念《かんねん》＝□《だん》念《ねん》

5　署名《しょめい》＝□《き》名《めい》

6　精読《せいどく》＝□《じゅく》読《どく》

7　屋外《おくがい》＝□《こ》外《がい》

8　利用《りよう》＝□《かつ》用《よう》

9　着実《ちゃくじつ》＝□《けん》実《じつ》

10　好調《こうちょう》＝□《じゅん》調《ちょう》

11　資産《しさん》＝□《ざい》産《さん》

12　天然《てんねん》＝□《し》然《ぜん》

196日の答え ▶ 一 → 了 → 万 → 五 → 北 → 存 → 努 → 命 → 巻 → 夏 → 率 → 結

199日

季節に関する言葉（秋）

――線部は読み方をひらがなで、□は漢字を書きましょう。

1 馬《うま》肥ゆる（　　　）

2 重陽（　　　）

3 寒露（　　　）

4 鈴虫（　　　）

5 夜長（　　　）

6 落花生（　　　）

7 流《なが》れ□《ぼし》

8 □《どく》□《しょ》

9 □《しん》□《まい》

10 □《つき》□《み》

11 □《たい》□《いく》の日《ひ》

12 □《うん》□《どう》□《かい》

2207問達成！

月　日

得点　／12

197日の答え▶ 1. はか 2. すがた 3. ぶつだん 4. くふう 5. かいきょ 6. けっしょう 7. 越 8. 優良 9. 出版 10. 半券 11. 育児 12. 浴室

200日

覚えておきたい基本の漢字

——線部は読み方をひらがなで、□は漢字を書きましょう。

2219問 達成！

月　日

得点　／12

1 過《あやま》ちを許される。（　　）

2 職務を果《は》たす。（　　）

3 一葉の写真《しゃしん》。（　　）

4 毎度のことだ。（　　）

5 浅薄な考《かんが》え。（　　）

6 旧姓を告《つ》げる。（　　）

7 □《まね》き猫《ねこ》の置物《おきもの》。

8 データが文字《もじ》□《ば》けする。

9 □《でん》□《ぱ》塔《とう》を建《た》てる。

10 時間《じかん》を□《たん》□《しゅく》する。

11 □《きょう》□《よう》を身《み》につける。

12 惜《お》しみない□《はく》□《しゅ》。

198日の答え ▶ 1.丹 2.任 3.判 4.断 5.記 6.熟 7.戸 8.活 9.堅 10.順 11.財 12.自

201日

書き間違えやすい漢字・言葉

□に漢字を書きましょう。

1　畑《はたけ》を□《たがや》す。

2　ピアノを□《かな》でる。

3　二《ふた》つのものを対《たい》□《ひ》する。

4　神仏《しんぶつ》を□《おが》む。

5　野《や》菜《さい》を□《きざ》む。

6　貿《ぼう》□《えき》で栄《さか》える。

7　派《は》手《で》な色《いろ》の□《かん》板《ばん》。

8　□《ぎ》理《り》人《にん》情《じょう》に厚《あつ》い。

9　□《しゅく》□《しょう》コピーをする。

10　□《ひ》□《じょう》□《ぐち》を確認《かくにん》する。

2229問達成！

月　日

得点　／10

199日の答え▶ 1．こ 2．ちょうよう 3．かんろ 4．すずむし 5．よなが 6．らっかせい 7．星 8．読書 9．新米 10．月見 11．体育 12．運動会

202日

覚えておきたい基本の漢字

——線部は読み方をひらがなで、□は漢字を書きましょう。

2241問達成！

月　日

得点　／12

1 時《とき》が過ぎゆく。（　　）

2 会社《かいしゃ》まで往復する。（　　）

3 食《た》べ物《もの》を貯蔵する。（　　）

4 新勢力《しんせいりょく》の台頭。（　　）

5 人体《じんたい》の自然《しぜん》治癒力《りょく》。（　　）

6 探検隊を組織《そしき》する。（　　）

7 友人宅《ゆうじんたく》を□《たず》ねる。

8 すすきの□《ほ》が揺《ゆ》れる。

9 □《い》□《ふく》を整《ととの》える。

10 ルーペで□《かく》□《だい》する。

11 □《じゅう》□《らい》の定説《ていせつ》。

12 □《み》□《ち》の国《くに》に行《い》きたい。

200日の答え▶ 1．ゆる 2．しょくむ 3．いちよう 4．まいど 5．せんぱく 6．きゅうせい 7．招 8．化 9．電波 10．短縮 11．教養 12．拍手

203日

観光名所（西日本編）

――線部の読み方をひらがなで書きましょう。

2251問達成！

月　日

得点　／10

1　白米《しろよね》千枚田（石川《いしかわ》）（　　　）

2　東尋坊（福井《ふくい》）（　　　）

3　飛騨高山《たかやま》（岐阜《ぎふ》）（　　　）

4　おかげ横丁（三重《みえ》）（　　　）

5　琵琶湖（滋賀《しが》）（　　　）

6　清水寺《でら》（京都《きょうと》）（　　　）

7　興福寺《じ》（奈良《なら》）（　　　）

8　通天閣（大阪《おおさか》）（　　　）

9　潮岬（和歌山《わかやま》）（　　　）

10　姫路城《じょう》（兵庫《ひょうご》）（　　　）

201日の答え▶ 1.耕 2.奏 3.比 4.拝 5.刻 6.易 7.看 8.義 9.縮小 10.非常口

204日

覚えておきたい基本の漢字

――線部は読み方をひらがなで、□は漢字を書きましょう。

2263問達成！

月　日

得点　／12

1 左右《さゆう》が等しい。（　　）

2 強《つよ》い風《かぜ》が吹く。（　　）

3 芝居を見《み》に行《い》く。（　　）

4 規格《きかく》に準拠する。（　　）

5 断腸の思《おも》い。（　　）

6 技能検定《けんてい》を受《う》ける。（　　）

7 □《は》てしない旅《たび》。

8 □《いきお》いに押《お》される。

9 □《どう》□《わ》の読《よ》み聞《き》かせ。

10 □《しつ》□《もん》に答《こた》える。

11 □《かい》□《ぎ》に遅《おく》れる。

12 □《れん》□《たい》責任《せきにん》を負《お》う。

202日の答え▶ 1. す 2. おうふく 3. ちょぞう 4. たいとう 5. ちゆ 6. たんけんたい 7. 訪 8. 穂 9. 衣服 10. 拡大 11. 従来 12. 未知

205日

特別な読み方の言葉

――線部の読み方をひらがなで書きましょう。

1 素《す》振《ぶ》り用《よう》の竹刀。（　　）

2 行方をくらます。（　　）

3 若人が集《つど》う場《ば》所《しょ》。（　　）

4 名残惜《お》しい。（　　）

5 白髪染《ぞ》めを買《か》う。（　　）

6 旅《たび》の土産を買《か》う。（　　）

7 砂利道《みち》を歩《ある》く。（　　）

8 母屋を改《かい》築《ちく》する。（　　）

9 家《か》事《じ》を手伝う。（　　）

10 早乙女の歌《うた》声《ごえ》。（　　）

2273問達成！

月　日

得点　／10

203日の答え▶ 1. せんまいだ 2. とうじんぼう 3. ひだ 4. よこちょう 5. びわこ 6. きよみず 7. こうふく 8. つうてんかく 9. しおのみさき 10. ひめじ

206日

覚えておきたい基本の漢字

——線部は読み方をひらがなで、□は漢字を書きましょう。

2285問 達成！

月　日

得点　／12

1 駅《えき》は向《む》こうに在る。（　　）

2 麦茶を飲《の》む。（　　）

3 一切《いっさい》を超越する。（　　）

4 物語《ものがたり》を要約する。（　　）

5 情報を発信《はっしん》する。（　　）

6 りんごの果樹園。（　　）

7 □《たし》かな実績《じっせき》がある。

8 □《ほとけ》の顔《かお》も三度《さんど》まで。

9 □《かぶ》□《しき》会社《がいしゃ》の経営《けいえい》。

10 カップに□《ねっ》□《とう》を注《そそ》ぐ。

11 精一杯《せいいっぱい》の□《ゆう》□《き》。

12 植木《うえき》に□《し》□《ちゅう》を立《た》てる。

204日の答え ▶ 1.ひと 2.ふ 3.しばい 4.じゅんきょ 5.だんちょう 6.ぎのう 7.果 8.勢 9.童話 10.質問 11.会議 12.連帯

207日

調味料

——線部は読み方をひらがなで、□は漢字を書きましょう。

1 胡麻だれ（　　）

2 醤油（　　）

3 豚骨（　　）

4 油脂（　　）

5 味噌（　　）

6 □《さ》□《とう》

7 □《しち》□《み》

8 ぽん□《ず》

9 あら□《じお》

10 □《こん》□《ぶ》出汁《だし》

2295問達成！

月　日

得点　／10

205日の答え ▶ 1. しない 2. ゆくえ 3. わこうど 4. なごり 5. しらが 6. みやげ 7. じゃり 8. おもや 9. てつだ 10. さおとめ

208日

同訓異字

□に漢字を書きましょう。

1 荷物《にもつ》を棚《たな》に□《あ》げる。

2 具体的《ぐたいてき》な例《れい》を□《あ》げる。

3 天《てん》ぷらを□《あ》げる。

4 電話《でんわ》を取《と》り□《つ》ぐ。

5 家業《かぎょう》の八百屋《やおや》を□《つ》ぐ。

6 地震発生《じしんはっせい》に□《そな》える。

7 神前《しんぜん》に花《はな》を□《そな》える。

8 薬《くすり》が□《き》く。

9 彼《かれ》は気《き》が□《き》く。

10 波《なみ》の音《おと》が□《き》こえる。

2305問 達成！

月　日

得点 ／10

206日の答え ▶ 1.あ 2.むぎちゃ 3.ちょうえつ 4.ようやく 5.じょうほう 6.かじゅえん 7.確 8.仏 9.株式 10.熱湯 11.勇気 12.支柱

209日

覚えておきたい基本の漢字

——線部は読み方をひらがなで、□は漢字を書きましょう。

2317問達成！

月　日

得点　／12

1 趣ある異国《いこく》の風景《ふうけい》。（　　）

2 深《ふか》い穴《あな》を掘る。（　　）

3 平和《へいわ》を希求する。（　　）

4 鉱石の採《と》れる山《やま》。（　　）

5 防災訓練《くんれん》をする。（　　）

6 圧倒的《てき》な人気《にんき》。（　　）

7 領収書《りょうしゅうしょ》の□《ただ》し書《が》き。

8 □《あき》が近《ちか》づく気配《けはい》。

9 公演《こうえん》を□《えん》□《き》する。

10 □《ちょう》□《かん》が配達《はいたつ》される。

11 レフェリーの□《はん》□《てい》を待《ま》つ。

12 お□《べん》□《とう》を食《た》べる。

207日の答え▶ 1.ごま 2.しょうゆ 3.とんこつ 4.ゆし 5.みそ 6.砂糖 7.七味 8.酢 9.塩 10.昆布

210日

故事成語

——線部は読み方をひらがなで、□は漢字を書きましょう。

2329問達成！

月　日

得点　／12

1 知音（　　）

2 青雲の志《こころざし》（　　）

3 換骨奪胎《だったい》（　　）

4 獅子身中《しんちゅう》の虫《むし》（　　）

5 臥薪嘗胆《しょうたん》（　　）

6 一炊の夢《ゆめ》（　　）

7 □《たい》□《き》晩成《ばんせい》

8 □《し》□《めん》楚歌《そか》

9 五十歩《ごじっぽ》□《ひゃっ》歩《ぽ》

10 □《すい》□《ぎょ》の交《まじ》わり

11 先《さき》んずれば人《ひと》を□《せい》す

12 禍《わざわい》転《てん》じて□《ふく》となす

208日の答え▶ 1.上 2.挙 3.揚 4.次 5.継 6.備 7.供 8.効 9.利 10.聞

211日

覚えておきたい基本の漢字

——線部は読み方をひらがなで、□は漢字を書きましょう。

1 虎《とら》の鋭い眼光《がんこう》。（　　）

2 郡部に暮《く》らす。（　　）

3 弓矢の的《まと》。（　　）

4 帳簿をつける。（　　）

5 種子《しゅし》が発芽する。（　　）

6 弱酸性《せい》のシャンプー。（　　）

7 □《あま》いショートケーキ。

8 戦国《せんごく》時代《じだい》の□《しろ》。

9 □□《きそく》を守《まも》る。

10 □□《はいざら》を差《さ》し出《だ》す。

11 豊《ゆた》かな人生《じんせい》□□《けいけん》。

12 利用《りよう》□□《じょうけん》を調《しら》べる。

2341問達成！

月　日

得点　／12

209日の答え ▶ 1．おもむき 2．ほ 3．ききゅう 4．こうせき 5．ぼうさい 6．あっとう 7．但 8．秋 9．延期 10．朝刊 11．判定 12．弁当

212日

読み間違えやすい漢字・言葉

――線部の読み方をひらがなで書きましょう。

2351問 達成！

月　日

得点 ／10

1 極悪非道《ひどう》な行《おこな》い。（　　）

2 共同研究《きょうどうけんきゅう》の約定。（　　）

3 大臣《だいじん》を更迭する。（　　）

4 作業《さぎょう》の進捗状況《じょうきょう》。（　　）

5 詩歌を朗詠《ろうえい》する。（　　）

6 廉価な商品《しょうひん》を売《う》る。（　　）

7 一足飛《と》びの昇格《しょうかく》。（　　）

8 柔和な表情《ひょうじょう》。（　　）

9 初陣を飾《かざ》る。（　　）

10 世間体を気《き》にする。（　　）

210日の答え ▶ 1. ちいん 2. せいうん 3. かんこつ 4. しし 5. がしん 6. いっすい 7. 大器 8. 四面 9. 百 10 水魚 11. 制 12. 福

213日

懐かしい出来事（1960年代）

——線部は読み方をひらがなで、□は漢字を書きましょう。

1 キューバ危機（　　）

2 佐藤《さとう》内閣発足《ほっそく》（　　）

3 いざなぎ景気（　　）

4 ビートルズ来日（　　）

5 小笠原《おがさわら》諸島返還《へんかん》（　　）

6 □《しゅ》□《と》高速道路《こうそくどうろ》開通《かいつう》

7 ケネディ□《だい》□《とう》□《りょう》暗殺《あんさつ》

8 □《とう》□《きょう》オリンピック開催《かいさい》

9 □《がく》□《せい》運動《うんどう》の激化《げきか》

10 アポロ十一号月面《じゅういちごうげつめん》□《ちゃく》□《りく》

2361問 達成！

月　日

得点　／10

211日の答え ▶ 1.するど 2.ぐんぶ 3.ゆみや 4.ちょうぼ 5.はつが 6.じゃくさん 7.甘 8.城 9.規則 10.灰皿 11.経験 12.条件

214日

覚えておきたい基本の漢字

——線部は読み方をひらがなで、□は漢字を書きましょう。

2373問達成！

月　日

得点　／12

1　リーダーを任される。

2　歯牙にもかけない。

3　建築関係《かんけい》の仕事《しごと》。

4　相性を占《うらな》う。

5　財界のトップ。

6　水墨画の掛軸《かけじく》。

7　体脂肪《たいしぼう》を□《へ》らす。

8　食器《しょっき》を□《あら》う。

9　□《てっ》□《ぱん》焼《や》きの店《みせ》。

10　□《こ》□《けい》の石《せっ》けん。

11　身《み》の□《けっ》□《ぱく》を訴《うった》える。

12　□《ちょう》□《へん》小説《しょうせつ》を書《か》く。

212日の答え▶ 1.ごくあく 2.やくじょう 3.こうてつ 4.しんちょく 5.しいか（しか） 6.れんか 7.いっそく 8.にゅうわ 9.ういじん 10.せけんてい

215日

四字熟語

——線部は読み方をひらがなで、□は漢字を書きましょう。

2385問達成！

月　日

得点

／12

1 支離滅裂《めつれつ》

2 一目《いちもく》瞭然

3 主客転倒《てんとう》

4 首尾一貫《いっかん》

5 起《き》死《し》回生

6 牛飲馬《ば》食《しょく》

7 一《いち》□《ご》一《いち》□《え》

8 有名《ゆうめい》□《む》□《じつ》

9 空《くう》□《り》空《くう》□《ろん》

10 利害《りがい》□《とく》□《しつ》

11 意味《いみ》□《しん》□《ちょう》

12 安心《あんしん》□《りつ》□《めい》

213日の答え▶ 1. きき 2. ないかく 3. けいき 4. らいにち 5. しょとう 6. 首都 7. 大統領 8. 東京 9. 学生 10. 着陸

216日

覚えておきたい基本の漢字

——線部は読み方をひらがなで、□は漢字を書きましょう。

2397問達成！

月　日

得点　／12

1　告げ口《ぐち》をする。

2　部《ぶ》下《か》を呼びとめる。

3　識字率《りつ》が高《たか》い。

4　様々《さまざま》な娯楽。

5　アメリカに永住する。

6　この先《さき》は袋小路だ。

7　注文《ちゅうもん》の品《しな》が□《とど》く。

8　ガラス□《まど》を拭《ふ》く。

9　日《ひ》々《び》の□□《しゅうかん》。

10　□□《きゅうてい》に仕《つか》える。

11　シネマの□□《じょうえい》時間《じかん》。

12　旅《たび》は□□《みちづ》れ。

214日の答え▶ 1.まか 2.しが 3.けんちく 4.あいしょう 5.ざいかい 6.すいぼくが 7.減 8.洗 9.鉄板 10.固形 11.潔白 12.長編

217日

科学・技術に関する言葉

――線部は読み方をひらがなで、□は漢字を書きましょう。

1 遺伝子組《く》み換《か》え

2 iPS《アイピーエス》細胞

3 素粒子

4 核融合

5 集積回路《かいろ》

6 □《しょう》エネルギー

7 宇《う》宙《ちゅう》□《たん》□《さ》機《き》

8 量《りょう》子《し》□《りき》□《がく》

9 人《じん》工《こう》□《ち》□《のう》

10 □《はん》□《どう》□《たい》

2407問達成！

月　日

得点　／10

215日の答え ▶ 1.しり 2.りょうぜん 3.しゅかく 4.しゅび 5.かいせい 6.ぎゅういん 7.期・会 8.無実 9.理・論 10.得失 11.深長 12.立命

218日

覚えておきたい基本の漢字

——線部は読み方をひらがなで、□は漢字を書きましょう。

2419問 達成！

月　日

得点　／12

1 対戦《たいせん》相手《あいて》を下す。（　　）

2 貴《き》重《ちょう》品《ひん》を預ける。（　　）

3 ルールを徹底する。（　　）

4 謝辞を述《の》べる。（　　）

5 テレビが故障する。（　　）

6 図《と》書《しょ》館《かん》に隣接する。（　　）

7 イタリア□《せい》の車《くるま》。

8 ロープを□《は》る。

9 データを□《ほ》□《ぞん》する。

10 □《か》□《くう》の物語《ものがたり》。

11 □《こく》□《さい》的《てき》な催《もよお》し。

12 □《けい》□《ろう》の日《ひ》。

216日の答え ▶ 1. つ 2. よ 3. しきじ 4. ごらく 5. えいじゅう 6. ふくろこうじ 7. 届 8. 窓 9. 習慣 10. 宮廷 11. 上映 12. 道連

219日

難読語

――線部の読み方をひらがなで書きましょう。

2429問 達成！

月　日

得点　／10

1 平和《へいわ》を脅かす影《かげ》。（　　）

2 髪《かみ》の毛《け》が絡まる。（　　）

3 賄賂を禁《きん》じる。（　　）

4 英語《えいご》を流暢に話《はな》す。（　　）

5 情報《じょうほう》が漏洩する。（　　）

6 結末《けつまつ》に呆然とする。（　　）

7 律儀な若者《わかもの》だ。（　　）

8 事実《じじつ》を歪曲する。（　　）

9 神《かみ》を冒涜する行《おこな》い。（　　）

10 洞察力《りょく》がある。（　　）

217日の答え▶ 1. いでんし 2. さいぼう 3. そりゅうし 4. かくゆうごう 5. しゅうせき 6. 省 7. 探査 8. 力学 9. 知能 10. 半導体

220日

覚えておきたい基本の漢字

——線部は読み方をひらがなで、□は漢字を書きましょう。

2441問 達成！

月　日

得点 ／12

1 目《め》に涙をためる。（　　）

2 精巧なロボット。（　　）

3 賀詞交換会《こうかんかい》。（　　）

4 冷静に対処《たいしょ》する。（　　）

5 メダルを授与する。（　　）

6 暴風雨が強《つよ》くなる。（　　）

7 二色《にしょく》の絵《え》の具《ぐ》が□《ま》じる。

8 みかんをかごに□《も》る。

9 □《か》□《せつ》を立《た》てて考《かんが》える。

10 □《しゃ》□《りん》を取《と》り換《か》える。

11 □《せん》□《でん》文句《もんく》につられる。

12 □《のう》□《ぜい》の義務《ぎむ》を果《は》たす。

218日の答え▶ 1. くだ 2. あず 3. てってい 4. しゃじ 5. こしょう 6. りんせつ 7. 製 8. 張 9. 保存 10. 架空 11. 国際 12. 敬老

221日

さまざまな職業

——線部は読み方をひらがなで、□は漢字を書きましょう。

1 俳優
（　　　）

2 酪農家《か》
（　　　）

3 翻訳家《か》
（　　　）

4 薬剤師《し》
（　　　）

5 服飾デザイナー
（　　　）

6 プロスポーツ□《せん》□《しゅ》

7 □《び》□《よう》師《し》

8 □《ちょう》□《り》師《し》

9 □《さっ》□《きょく》家《か》

10 気《き》象《しょう》□《よ》□《ほう》□《し》

2451問達成！

月　日

得点　／10

219日の答え▶ 1.おびや 2.から 3.わいろ 4.りゅうちょう 5.ろうえい 6.ぼうぜん 7.りちぎ 8.わいきょく 9.ぼうとく 10.どうさつ

222日

送り仮名

〔　〕に漢字と送り仮名を書きましょう。

1 不《ふ》用《よう》品《ひん》を〔すてる〕。

2 外《がい》気《き》に〔ふれる〕。

3 夕《ゆう》日《ひ》に〔はえる〕。

4 古寺《ふるでら》を〔おとずれる〕。

5 水分《すいぶん》を〔おぎなう〕。

6 〔おさない〕弟《おとうと》をあやす。

7 ケーキを〔いただく〕。

8 権力《けんりょく》と〔たたかう〕。

9 チームを〔ひきいる〕。

10 勝《しょう》負《ぶ》を〔おりる〕。

2461問 達成！

月　日

得点　／10

220日の答え ▶ 1. なみだ 2. せいこう 3. がし 4. れいせい 5. じゅよ 6. ぼうふうう 7. 混 8. 盛 9. 仮説 10. 車輪 11. 宣伝 12. 納税

223日

覚えておきたい基本の漢字

——線部は読み方をひらがなで、□は漢字を書きましょう。

2473問達成！

月　日

得点　／12

1 配下《はいか》を**従**える。

2 **裏町**にあるカフェ。

3 塩《しお》**加減**が絶妙《ぜつみょう》だ。

4 オペラの**元祖**。

5 **攻守**が入《い》れ替《か》わる。

6 動《うご》かぬ**証拠**がある。

7 聞《き》いたことが□《な》い。

8 列《れつ》が□《みだ》れる。

9 写真《しゃしん》を□《だい》□《し》に貼《は》る。

10 白《しろ》い服《ふく》が□《に》□《あ》う。

11 □《ゆう》□《らん》船《せん》に乗《の》る。

12 □《しん》□《せい》な儀《ぎ》式《しき》。

221日の答え ▶ 1. はいゆう 2. らくのう 3. ほんやく 4. やくざい 5. ふくしょく 6. 選手 7. 美容 8. 調理 9. 作曲 10. 予報士

224日

漢字組み立てパズル

パーツを組み合わせて、一文字の漢字を完成させましょう。

2479問達成！

月　日

得点　／6

例　目　小　乚　→　県

1

木　隹　九

□

2

刀　米　八

□

3

爫　夕　羊　田

□

4

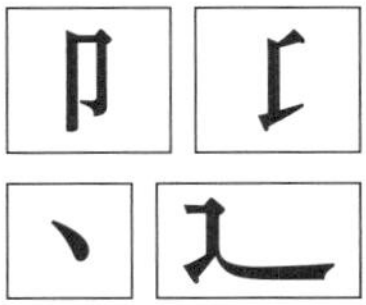

□

5

子　乚　一　丿　丶　丶

□

6

丿　月　丶　厶　匕　丶　丶　匕

□

222日の答え▶ 1.捨てる 2.触れる 3.映える 4.訪れる 5.補う 6.幼い 7.頂く 8.戦う（闘う）9.率いる 10.降りる

225日

覚えておきたい基本の漢字

——線部は読み方をひらがなで、□は漢字を書きましょう。

2491問達成！

月　日

得点　／12

1 タンポポの茎。（　　）

2 破竹の勢《いきお》いで進《すす》む。（　　）

3 マシンを改造する。（　　）

4 お節介をやく。（　　）

5 ガラスが飛散する。（　　）

6 秩序《ちつじょ》が崩壊する。（　　）

7 ツアーに申《もう》し□《こ》む。

8 □《きん》□《がく》を確《たし》かめる。

9 近所《きんじょ》の□《い》□《りょう》品店《ひんてん》。

10 □《はな》□《たば》を贈《おく》る。

11 優《やさ》しい□《く》□《ちょう》で話《はな》す。

12 □《ぜっ》□《きょう》マシンに乗《の》る。

223日の答え ▶ 1.したが 2.うらまち 3.かげん 4.がんそ 5.こうしゅ 6.しょうこ 7.無 8.乱 9.台紙 10.似合 11.遊覧 12.神聖

226日

五字以上の熟語

——線部は読み方をひらがなで、□は漢字を書きましょう。

2503問 達成！

月　日

得点　／12

1 摩訶不《ふ》思《し》議《ぎ》

2 小《お》田《だ》原《わら》評定

3 日《にち》常《じょう》茶飯事

4 井戸端会《かい》議《ぎ》

5 一姫二太郎

6 得手不得手

7 □《げん》□《こう》不《ふ》一《いっ》致《ち》

8 基《き》本《ほん》的《てき》□《じん》□《けん》

9 希《き》望《ぼう》的《てき》□《かん》□《そく》

10 □《いっ》□《てん》豪《ごう》華《か》主《しゅ》義《ぎ》

11 運《うん》命《めい》□《きょう》□《どう》□《たい》

12 一《いっ》□《きょ》□《しゅ》一《いっ》□《とう》□《そく》

224日の答え ▶ 1.雑 2.粉 3.鮮 4.迎 5.乳 6.熊

227日

さまざまな地名

――線部の読み方をひらがなで書きましょう。

1 札幌の雪祭《ゆきまつ》り。（　　）

2 氷都《ひょうと》と呼《よ》ばれる八戸。（　　）

3 秋田県《あきたけん》の男鹿半島《はんとう》。（　　）

4 餃子《ぎょうざ》の街《まち》・宇都宮。（　　）

5 埼玉県《さいたまけん》春日部市《し》。（　　）

6 伊豆諸島《いずしょとう》の八丈島《じま》。（　　）

7 甲府盆地《ぼんち》の夜景《やけい》。（　　）

8 熱海の温泉街《おんせんがい》。（　　）

9 福井県《ふくいけん》の敦賀湾《わん》。（　　）

10 とても暑《あつ》い多治見。（　　）

2513問達成！

月　日

得点　／10

225日の答え▶ 1．くき 2．はちく 3．かいぞう 4．せっかい 5．ひさん 6．ほうかい 7．込 8．金額 9．衣料 10．花束 11．口調 12．絶叫

228日

覚えておきたい基本の漢字

――線部は読み方をひらがなで、□は漢字を書きましょう。

1 きれいなサンゴ礁。（　　）

2 秘術を行《おこな》う。（　　）

3 国王《こくおう》専属の料理人《りょうりにん》。（　　）

4 磁石を使《つか》った実験《じっけん》。（　　）

5 祭《まつ》り会場《かいじょう》の設営。（　　）

6 総称して猿《さる》と言《い》う。（　　）

7 □《かがみ》に姿《すがた》を映《うつ》す。

8 □《えん》□《ぎ》を披露《ひろう》する。

9 形勢《けいせい》が□《ぎゃく》□《てん》する。

10 国《くに》の□《てん》□《ねん》記念物《きねんぶつ》。

11 □《じょう》□《しき》はずれな言動《げんどう》。

12 いつも□《よう》□《き》な人《ひと》。

2525問 達成！

月　日

得点　／12

226日の答え ▶ 1. まか 2. ひょうじょう 3. さはんじ 4. いどばた 5. いちひめにたろう 6. えてふえて 7. 言行 8. 人権 9. 観測 10. 一点 11. 共同体 12. 挙手・投足

229日

同音異義語

□に漢字を書きましょう。

1 □《こう》□《い》を寄《よ》せる。

2 軽率《けいそつ》な□《こう》□《い》。

3 太平洋《たいへいよう》を□《こう》□《かい》する。

4 作品《さくひん》を□《こう》□《かい》する。

5 失言《しつげん》を□《こう》□《かい》する。

6 論敵《ろんてき》を□《ひ》□《なん》する。

7 安全《あんぜん》な場所《ばしょ》に□《ひ》□《なん》する。

8 調査《ちょうさ》の□《たい》□《しょう》とする。

9 左右《さゆう》□《たい》□《しょう》な図形《ずけい》。

10 比較《ひかく》□《たい》□《しょう》する。

2535問 達成！

月　日

得点　／10

227日の答え ▶ 1. さっぽろ 2. はちのへ 3. おが 4. うつのみや 5. かすかべ 6. はちじょう 7. こうふ 8. あたみ 9. つるが 10. たじみ

230日

覚えておきたい基本の漢字

――線部は読み方をひらがなで、□は漢字を書きましょう。

2547問 達成！

月　日

得点 ／12

1 円い小石《こいし》。（　　）

2 店名《てんめい》の由来を聞《き》く。（　　）

3 両親に感謝《かんしゃ》する。（　　）

4 ご褒美をもらう。（　　）

5 社長《しゃちょう》が英断を下《くだ》す。（　　）

6 幼稚園の送迎《そうげい》バス。（　　）

7 □《たと》えばの話《はなし》だ。

8 □《あい》□《けん》を連《つ》れて歩《ある》く。

9 厳《きび》しい□《とっ》□《くん》。

10 船《ふね》が□《うん》□《が》を進《すす》む。

11 □《もく》□《てき》を明《あ》らかにする。

12 大《おお》きな□《か》□《のう》□《せい》を秘《ひ》める。

228日の答え ▶ 1.しょう 2.ひじゅつ 3.せんぞく 4.じしゃく 5.せつえい 6.そうしょう 7.鏡 8.演技 9.逆転 10.天然 11.常識 12.陽気

231日

住まいに関する言葉

——線部は読み方をひらがなで、□は漢字を書きましょう。

1 玄関

2 屋根《やね》瓦

3 縁側

4 敷居

5 押し入《い》れ

6 □《とこ》の間《ま》

7 □《あま》□《ど》

8 □《かっ》□《て》口《ぐち》

9 □《せん》□《めん》□《じょ》

10 □《ふ》□《ろ》□《ば》

2557問 達成！

月　日

得点　／10

229日の答え ▶ 1．好意 2．行為 3．航海 4．公開 5．後悔 6．非難（批難）7．避難 8．対象 9．対称 10．対照

232日

覚えておきたい基本の漢字

——線部は読み方をひらがなで、□は漢字を書きましょう。

2569問 達成！

月　日

得点　／12

1 計画《けいかく》の要となる物《もの》。（　　）

2 ペン軸を取《と》り付《つ》ける。（　　）

3 表彰台《だい》に立《た》つ。（　　）

4 対応策《たいおうさく》を協議する。（　　）

5 農耕民族《みんぞく》の文化《ぶんか》。（　　）

6 句読点を打《う》つ。（　　）

7 川《かわ》の□《みなもと》。

8 海底《かいてい》に□《しず》む金貨《きんか》。

9 □《こう》□《か》が期待《きたい》できる。

10 □《か》□《こ》の思《おも》い出《で》。

11 コートで□《ぼう》□《かん》する。

12 □《やっ》□《きょく》で働《はたら》く。

230日の答え▶ 1．まる 2．ゆらい 3．りょうしん 4．ほうび 5．えいだん 6．ようちえん 7．例 8．愛犬 9．特訓 10．運河 11．目的 12．可能性

233日

似ている漢字

□に漢字を書きましょう。

1 変《か》わった色《いろ》の□《とり》。

2 大海《たいかい》に浮《う》かぶ□《しま》。

3 水《すい》□《でん》が広《ひろ》がる。

4 □《しん》告書《こくしょ》に記入《きにゅう》する。

5 理《り》□《ゆう》を述《の》べる。

6 □《せん》門家《もんか》の話《はなし》を聞《き》く。

7 □《はく》物館《ぶつかん》へ行《い》く。

8 時《とき》と□《ば》合《あい》による。

9 太《たい》□《よう》の光《ひかり》を浴《あ》びる。

10 □《きず》を消毒《しょうどく》する。

2579問達成！

月　日

得点　／10

231日の答え▶ 1．げんかん 2．がわら 3．えんがわ 4．しきい 5．お
6．床 7．雨戸 8．勝手 9．洗面所 10．風呂場

234日

覚えておきたい基本の漢字

——線部は読み方をひらがなで、□は漢字を書きましょう。

2591問 達成！

月　日

得点 /12

1 小舟《こぶね》で沖に出《で》る。（　　）

2 缶詰《かんづめ》を量産する。（　　）

3 犬《いぬ》の血統書《しょ》。（　　）

4 滋養のある食《た》べ物《もの》。（　　）

5 全巻買《か》い揃《そろ》える。（　　）

6 世界《せかい》が注視する国《くに》。（　　）

7 息《いき》を大《おお》きく□《す》う。

8 □《さく》□《ねん》の出来事《できごと》。

9 □《ぶん》□《ぶ》両道《りょうどう》を目指《めざ》す。

10 地学《ちがく》の□《こう》□《ざ》を受《う》け持《も》つ。

11 □《じん》□《ぎ》に厚《あつ》い人《ひと》。

12 組織《そしき》が□《じゃく》□《たい》□《か》する。

232日の答え ▶ 1.かなめ 2.じく 3.ひょうしょう 4.きょうぎ 5.のうこう 6.くとうてん 7.源 8.沈 9.効果 10.過去 11.防寒 12.薬局

235日

日本の三大桜名所・三大奇景

――線部は読み方をひらがなで、□は漢字を書きましょう。

2597問達成！

月　日

得点　／6

【三大桜名所】

1　弘前公園《こうえん》　（　　　）
…□《さい》□《こ》のソメイヨシノがある

2　高遠城《じょう》址《し》公園《こうえん》　（　　　）
…高遠小彼岸桜《こひがんざくら》が□《ゆい》□《いつ》咲《さ》く地《ち》

3　吉野山《やま》　（　　　）
…「一目《ひとめ》□《せん》□《ぼん》」の豪華《ごうか》さ

【三大奇景】

4　耶馬渓《けい》　（　　　）
…八連《はちれん》のアーチ□《いし》□《ばし》がある

5　寒霞渓《けい》　（　　　）
…絶景《ぜっけい》の□《てん》□《ぼう》台《だい》

6　妙義山《さん》　（　　　）
…変《か》わった□《いわ》が多数《たすう》

233日の答え▶　1.鳥　2.島　3.田　4.申　5.由　6.専　7.博　8.場　9.陽　10.傷

236日

四字熟語

——線部は読み方をひらがなで、□は漢字を書きましょう。

2609問 達成！

月　日

得点　／12

1 盛者《じょうしゃ》必衰

2 片言隻語《せきご》

3 天衣無《む》縫《ほう》

4 一気呵《か》成《せい》

5 紆《う》余《よ》曲折

6 感慨無《む》量《りょう》

7 □《ない》憂《ゆう》□《がい》患《かん》

8 因果《いんが》□《おう》□《ほう》

9 日進《にっしん》□《げっ》□《ぽ》

10 誠《せい》□《しん》誠《せい》□《い》

11 □《くん》□《し》豹変《ひょうへん》

12 一網《いちもう》□《だ》□《じん》

234日の答え ▶ 1.おき 2.りょうさん 3.けっとう 4.じよう 5.ぜんかん 6.ちゅうし 7.吸 8.昨年 9.文武 10.講座 11.仁義 12.弱体化

237日

覚えておきたい基本の漢字

――線部は読み方をひらがなで、□は漢字を書きましょう。

2621問達成！

月　日

得点　／12

1　喜《よろこ》びが増す。（　　　）

2　時《と》計《けい》の秒針。（　　　）

3　胸囲を測《そく》定《てい》する。（　　　）

4　妊婦さんを労《いたわ》る。（　　　）

5　バナナを輸出する。（　　　）

6　小判を掘《ほ》り当《あ》てた。（　　　）

7　お□《とも》を連《つ》れていく。

8　□□《じょこう》運《うん》転《てん》をする。

9　停《てい》電《でん》から□□《ふっきゅう》する。

10　売《ばい》店《てん》に□□《きんむ》する。

11　手《て》紙《がみ》を□□《せいしょ》する。

12　毎月《まいつき》買《か》う□□《ざっし》。

235日の答え▶　1.ひろさき・最古　2.たかとお・唯一　3.よしの・千本　4.やば・石橋　5.かんか・展望　6.みょうぎ・岩

238日

東海道五十三次より

――線部は読み方をひらがなで、□は漢字を書きましょう。

2631問達成！

月　日

得点　／10

1 □《み》□《つけ》宿《しゅく》

2 □《はま》□《まつ》宿《しゅく》

3 舞坂宿《しゅく》（　　）

4 新居宿《しゅく》（　　）

5 白須賀宿《しゅく》（　　）

6 □《ふた》□《がわ》宿《しゅく》

7 □《よし》□《だ》宿《しゅく》

8 □《あか》□《さか》宿《しゅく》

9 岡崎宿《しゅく》（　　）

10 鳴海宿《しゅく》（　　）

236日の答え ▶ 1.ひっすい 2.へんげん 3.てんい 4.いっき 5.きょくせつ 6.かんがい 7.内・外 8.応報 9.月歩 10.心・意 11.君子 12.打尽

239日

覚えておきたい基本の漢字

——線部は読み方をひらがなで、□は漢字を書きましょう。

2643問 達成！

月　日

得点　／12

1 今年《ことし》の新酒《しんしゅ》を造る。（　　）

2 虚偽の申告《しんこく》をする。（　　）

3 南向きの部屋《へや》。（　　）

4 優《すぐ》れた功績を残《のこ》す。（　　）

5 液体がこぼれる。（　　）

6 いつも一緒にいる。（　　）

7 弓《ゆみ》を□《い》る。

8 念願《ねんがん》の□《しょく》□《どう》を開《ひら》く。

9 □《ゆう》□《のう》な秘書《ひしょ》。

10 夢《ゆめ》を□《じつ》□《げん》させる。

11 住民《じゅうみん》□《とう》□《ろく》をする。

12 □《か》□《けい》□《ず》を作《つく》る。

237日の答え ▶ 1. ま 2. びょうしん 3. きょうい 4. にんぷ 5. ゆしゅつ 6. こばん 7. 供 8. 徐行 9. 復旧 10. 勤務 11. 清書 12. 雑誌

240日

同訓異字

□に漢字を書きましょう。

1 計算《けいさん》が□《あ》う。

2 懐《なつ》かしい友人《ゆうじん》に□《あ》う。

3 弟子《でし》に教《おし》えを□《と》く。

4 問題《もんだい》を□《と》く。

5 絵《え》の具《ぐ》を水《みず》で□《と》く。

6 電車《でんしゃ》に□《の》る。

7 新聞《しんぶん》に写真《しゃしん》が□《の》る。

8 仕事《しごと》の片《かた》が□《つ》く。

9 新《あたら》しい職《しょく》に□《つ》く。

10 目的地《もくてきち》に□《つ》く。

2653問達成！

月　日

得点　／10

238日の答え ▶ 1. 見附（見付） 2. 浜松 3. まいさか 4. あらい 5. しらすか 6. 二川 7. 吉田 8. 赤坂 9. おかざき 10. なるみ

241日

旧国名

——線部の読み方をひらがなで書きましょう。

1 因幡

2 出雲

3 安芸

4 長門

5 土佐

6 伊予

7 筑前

8 肥後

9 薩摩

10 対馬

2663問達成！

月　日

得点

/10

239日の答え▶ 1.つく 2.きょぎ 3.みなみむ 4.こうせき 5.えきたい 6.いっしょ 7.射 8.食堂 9.有能 10.実現 11.登録 12.家系図

242日

覚えておきたい基本の漢字

——線部は読み方をひらがなで、□は漢字を書きましょう。

2675問 達成！

月　日

得点　／12

1 危ういところだった。（　　）

2 独り旅《たび》をする。（　　）

3 試合《しあい》を棄権する。（　　）

4 野草《やそう》が群生する。（　　）

5 今《いま》が最高《さいこう》の状態。（　　）

6 雑誌《ざっし》の創刊号《ごう》。（　　）

7 立《た》ち入《い》りを□《きん》じる。

8 □《はた》を振《ふ》る。

9 指名《しめい》を□《じ》□《たい》する。

10 □《き》□《ちょう》な文化財《ぶんかざい》。

11 □《はく》□《まい》を炊《た》く。

12 □《はん》□《ざい》のない街《まち》。

240日の答え ▶ 1.合 2.会 3.説 4.解 5.溶 6.乗 7.載 8.付 9.就 10.着

三字熟語

□に漢字を書きましょう。

1 □《いろ》眼《め》鏡《がね》

2 □《しゅう》大《たい》成《せい》

3 □《あさ》知《ぢ》恵《え》

4 □《りっ》候《こう》補《ほ》

5 □《い》留《る》守《す》

6 風《ふう》雲《うん》□《じ》

7 門《もん》外《がい》□《かん》

8 □《しん》骨《こっ》頂《ちょう》

9 □《げ》□《ば》評《ひょう》

10 即《そく》□《せん》□《りょく》

11 □《てん》□《ち》□《じん》

12 □《せつ》□《げつ》□《か》

2687問達成！

月　日

得点 ／12

241日の答え ▶ 1. いなば 2. いずも 3. あき 4. ながと 5. とさ 6. いよ 7. ちくぜん 8. ひご 9. さつま 10. つしま

244日

覚えておきたい基本の漢字

——線部は読み方をひらがなで、□は漢字を書きましょう。

2699問達成！

月　日

得点　／12

1 **絹**の道《みち》シルクロード。（　　　）

2 上着《うわぎ》が**欲**しい。（　　　）

3 申《もう》し訳《わけ》**程度**に謝《あやま》る。（　　　）

4 **喜劇**的《てき》な場面《ばめん》。（　　　）

5 結婚《けっこん》を**前提**にする。（　　　）

6 **突撃**リポート。（　　　）

7 壁《かべ》に□《よ》りかかる。

8 豊《ゆた》かな□《すい》□《みゃく》。

9 □《まん》□《いん》のコンサート会場《かいじょう》。

10 次《つぎ》の相手《あいて》は□《きょう》□《てき》だ。

11 □《そう》□《しょ》体《たい》の練習《れんしゅう》。

12 タイムを□《けい》□《そく》する。

242日の答え ▶ 1.あや 2.ひと 3.きけん 4.ぐんせい 5.じょうたい 6.そうかん 7.禁 8.旗 9.辞退 10.貴重 11.白米 12.犯罪

245日

懐かしい出来事（1970年代）

——線部は読み方をひらがなで、□は漢字を書きましょう。

2709問 達成！

月　日

得点　／10

1　ビートルズ解散（　　）

2　大阪《おおさか》万博開催《かいさい》（　　）

3　沖縄《おきなわ》返還（　　）

4　国民《こくみん》栄誉賞創設《しょうそうせつ》（　　）

5　日中《にっちゅう》平和《へいわ》友好《ゆうこう》条約《じょうやく》調印（　　）

6　□《わら》い袋《ぶくろ》発売《はつばい》

7　山陽《さんよう》□《しん》□《かん》□《せん》開通《かいつう》

8　□《ちょう》□《のう》□《りょく》ブーム

9　ベトナム□《せん》□《そう》終結《しゅうけつ》

10　成田《なりた》□《くう》□《こう》完成《かんせい》

243日の答え▶ 1.色 2.集 3.浅 4.立 5.居 6.児 7.漢 8.真 9.下馬 10.戦力 11.天地人 12.雪月花

覚えておきたい基本の漢字

——線部は読み方をひらがなで、□は漢字を書きましょう。

2721問 達成！

月　日

得点　／12

1 経営学《けいえいがく》を究める。（　　）

2 武者姿《すがた》の五月人形《ごがつにんぎょう》。（　　）

3 口述試験《しけん》を受《う》ける。（　　）

4 昆虫の複眼《ふくがん》。（　　）

5 長《なが》い話《はなし》を省略する。（　　）

6 僅差で勝利《しょうり》する。（　　）

7 思《おも》いの□《ほか》使《つか》いやすい。

8 □《しゅう》□《ち》を徹底《てってい》する。

9 □《とく》□《しゅ》な資格《しかく》を要《よう》する。

10 □《ざい》□《たく》で仕事《しごと》をする。

11 静《しず》かな□《こ》□《めん》。

12 □《しん》□《や》番組《ばんぐみ》を見《み》る。

244日の答え ▶ 1.きぬ 2.ほ 3.ていど 4.きげき 5.ぜんてい 6.とつげき 7.寄 8.水脈 9.満員 10.強敵 11.草書 12.計測

247日

特別な読み方の言葉

――線部の読み方をひらがなで書きましょう。

2731問 達成！

月　日

得点　／10

1 心《こころ》が浮つく。

2 硫黄のにおい。

3 為替レート。

4 今日は良《よ》い天《てん》気《き》だ。

5 足袋をはく。

6 雪崩に注《ちゅう》意《い》する。

7 下手の横《よこ》好《ず》き。

8 祭《まつ》りで神楽を舞《ま》う。

9 祖《そ》先《せん》伝《でん》来《らい》の太刀。

10 波止場で船《ふね》を見《み》る。

245日の答え▶ 1. かいさん 2. ばんぱく 3. へんかん 4. えいよ 5. ちょういん 6. 笑 7. 新幹線 8. 超能力 9. 戦争 10. 空港

248日

覚えておきたい基本の漢字

——線部は読み方をひらがなで、□は漢字を書きましょう。

2743問 達成！

月　日

得点　／12

1 畑《はたけ》に**肥**をまく。（　　）

2 その**都度**確認《かくにん》する。（　　）

3 **称賛**に値《あたい》する行動《こうどう》。（　　）

4 **悲鳴**が聞《き》こえる。（　　）

5 規《き》則《そく》に**違反**する。（　　）

6 **米俵**をかつぐ。（　　）

7 □《した》がよく回《まわ》る人《ひと》だ。

8 □《に》□《だい》に物《もの》を積《つ》む。

9 素《す》早《ばや》く□《たい》□《おう》する。

10 縁《えん》起《ぎ》の良《よ》い□《はつ》□《ゆめ》。

11 料《りょう》理《り》を□《ぶん》□《たん》して作《つく》る。

12 街頭《がいとう》で□《ぼ》□《きん》活動《かつどう》をする。

246日の答え ▶ 1. きわ 2. むしゃ 3. こうじゅつ 4. こんちゅう 5. しょうりゃく 6. きんさ 7. 外 8. 周知 9. 特殊 10. 在宅 11. 湖面 12. 深夜

249日

名産品（西日本編）

——線部は読み方をひらがなで、□は漢字を書きましょう。

2753問 達成！

月　日

得点　／10

1 若狭ふぐ（福井《ふくい》）

2 八丁味噌《みそ》（愛知《あいち》）

3 □《まつ》□《さか》牛《うし》（三重《みえ》）

4 京《きょう》□《や》□《さい》（京都《きょうと》）

5 二十世紀《にじっせいき》梨（鳥取《とっとり》）

6 牡蠣（広島《ひろしま》）

7 伊予柑（愛媛《えひめ》）

8 生姜（高知《こうち》）

9 □《ば》□《にく》（熊本《くまもと》）

10 □《こく》□《とう》（沖縄《おきなわ》）

247日の答え▶ 1．うわ 2．いおう 3．かわせ 4．きょう 5．たび 6．なだれ 7．へた 8．かぐら 9．たち 10．はとば

250日

書き間違えやすい漢字・言葉

□に漢字を書きましょう。

1 彼《かれ》は画家《がか》の□《たまご》だ。

2 □《むずか》しいパズルだ。

3 漢字《かんじ》の□《くん》読《よ》み。

4 心《こころ》に□《のこ》る名曲《めいきょく》。

5 □《ぜん》は急《いそ》げ。

6 悲《ひ》報《ほう》に□《ごう》泣《きゅう》する。

7 寺《てら》の本《ほん》□《どう》の改修《かいしゅう》。

8 □《ゆう》便《びん》が届《とど》く。

9 □《ふく》□《ざつ》な構造《こうぞう》のビル。

10 生徒《せいと》を□《いん》□《そつ》する。

2763問達成！

月　日

得点　／10

248日の答え ▶ 1.こえ 2.つど 3.しょうさん 4.ひめい 5.いはん 6.こめだわら 7.舌 8.荷台 9.対応 10.初夢 11.分担 12.募金

251日

覚えておきたい基本の漢字

——線部は読み方をひらがなで、□は漢字を書きましょう。

2775問達成！

月　日

得点　／12

1 玉《たま》ねぎを刻む。

2 門口で話《はな》し込《こ》む。

3 近場《ちかば》の銭湯を探《さが》す。

4 乾杯の音頭《おんど》を取《と》る。

5 各国《かっこく》の領土。

6 貴族《きぞく》の肖像画。

7 □《われ》らが船長《せんちょう》。

8 □□《かさい》報知器《ほうちき》。

9 偉人《いじん》の残《のこ》した□□《かくげん》。

10 □□《いへん》を感《かん》じる。

11 □□《よはく》に絵《え》を描《えが》く。

12 他人《たにん》の□□《ひょうか》を気《き》にする。

249日の答え ▶ 1.わかさ 2.はっちょう 3.松阪 4.野菜 5.なし 6.かき 7.いよかん 8.しょうが 9.馬肉 10.黒糖

252日

共通する部首

1〜6の各グループの■には共通の部首が入ります。あてはまる部首を□に書きましょう。

2781問達成！

月　日

得点　／6

1

■彐　■田　■电　■云　□

2

■寺　■恵　■复　■敞　□

3

■朱　■艮　■直　■封　□

4

占■　孰■　肰■　昭■　□

5

■复　■果　■甫　■由　□

6

■木　■車　■付　■坐　□

250日の答え ▶ 1.卵 2.難 3.訓 4.残 5.善 6.号 7.堂 8.郵 9.複雑 10.引率

253日

覚えておきたい基本の漢字

――線部は読み方をひらがなで、□は漢字を書きましょう。

2793問 達成！

月　日

得点 ／12

1 策《さく》を弄する。

2 旅館《りょかん》に宿泊する。

3 貧富の差《さ》をなくす。

4 適切《てきせつ》な指導を受《う》ける。

5 遺跡を発掘《はっくつ》する。

6 映写機を動《うご》かす。

7 車《くるま》の通《とお》りが□《た》える。

8 □《かん》□《しゃ》してもし足《た》りない。

9 □《けん》□《ぜん》な肉体《にくたい》。

10 □《やき》□《はた》農業《のうぎょう》を行《おこな》う。

11 □《ふう》□《ふ》で力《ちから》を合《あ》わせる。

12 賢《かしこ》い□《かい》□《じょ》□《けん》。

251日の答え ▶ 1.きざ 2.かどぐち 3.せんとう 4.かんぱい 5.りょうど 6.しょうぞうが 7.我 8.火災 9.格言 10.異変 11.余白 12.評価

254日

四字熟語

——線部は読み方をひらがなで、□は漢字を書きましょう。

1 公序良俗《りょうぞく》

2 熟慮《じゅくりょ》断行

3 針小《しんしょう》棒大

4 茫然《ぼうぜん》自失

5 順風満帆《まんぱん》

6 諸行《しょぎょう》無常

7 □《わ》□《き》藹藹《あいあい》

8 一心《いっしん》□《ふ》□《らん》

9 一騎《いっき》□《とう》□《せん》

10 □《とう》奔《ほん》□《せい》走《そう》

11 電光《でんこう》□《せっ》□《か》

12 離合《りごう》□《しゅう》□《さん》

2805問 達成！

月　日

得点　／12

252日の答え ▶ 1.⻗（雪・雷・電・雲） 2.彳（待・徳・復・微） 3.木（株・根・植・樹） 4.灬（点・熟・然・照） 5.衤（複・裸・補・袖） 6.广（床・庫・府・座）

255日

季節に関する言葉（冬）

——線部は読み方をひらがなで、□は漢字を書きましょう。

1 冬至（　　）

2 枯れ野《の》（　　）

3 樹氷（　　）

4 霜柱（　　）

5 寒雷（　　）

6 山《やま》眠る（　　）

7 年《とし》の□《いち》

8 □《かさ》ね着《ぎ》

9 □《こ》□《はる》

10 □《はつ》□《ゆき》

11 □《すみ》□《び》

12 □《たま》□《ご》□《ざけ》

2817問 達成！

月　日

得点 ／12

253日の答え ▶ 1.ろう 2.しゅくはく 3.ひんぷ 4.しどう 5.いせき 6.えいしゃき 7.絶 8.感謝 9.健全 10.焼畑 11.夫婦 12.介助犬

256日

覚えておきたい基本の漢字

——線部は読み方をひらがなで、□は漢字を書きましょう。

2829問 達成！

月　日

得点　／12

1 ズボンの**丈**が長《なが》い。（　　）

2 **吉兆**があらわれる。（　　）

3 笑《わら》いが**伝染**する。（　　）

4 **冒険**に憧《あこが》れる。（　　）

5 動画《どうが》を**編集**する。（　　）

6 **貨幣**価値《かち》が高《たか》い。（　　）

7 布団《ふとん》を□《ほ》す。

8 言葉《ことば》の□《い》□《み》を調《しら》べる。

9 鉄道《てつどう》の□《えん》□《せん》に住《す》む。

10 問題《もんだい》を□《しょ》□《り》する。

11 我慢《がまん》の□《げん》□《かい》だ。

12 □《こう》□《し》を混同《こんどう》する。

254日の答え ▶ 1.こうじょ 2.だんこう 3.ぼうだい 4.じしつ 5.じゅんぷう 6.むじょう 7.和気 8.不乱 9.当千 10.東・西 11.石火 12.集散

257日

同音異義語

□に漢字を書きましょう。

1　自然《しぜん》が□《ほう》□《ふ》だ。

2　今年《ことし》の□《ほう》□《ふ》。

3　□《こう》□《はい》をかわいがる。

4　□《こう》□《はい》した土地《とち》。

5　□《こう》□《はい》して新種《しんしゅ》を作《つく》る。

6　□《けい》□《い》を説明《せつめい》する。

7　□《けい》□《い》を表《ひょう》する。

8　生命《せいめい》の□《き》□《げん》を探《さぐ》る。

9　消費《しょうひ》□《き》□《げん》が迫《せま》る。

10　朝《あさ》から□《き》□《げん》が悪《わる》い。

2839問 達成！

月　日

得点　／10

255日の答え▶ 1. とうじ 2. か 3. じゅひょう 4. しもばしら 5. かんらい 6. ねむ 7. 市 8. 重 9. 小春 10. 初雪 11. 炭火 12. 玉子酒

258日

覚えておきたい基本の漢字

――線部は読み方をひらがなで、□は漢字を書きましょう。

2851問 達成！

月　日

得点　／12

1 看板《かんばん》が目《め》に留まる。（　　）

2 大豆を食《た》べる。（　　）

3 システムを制御する。（　　）

4 徳用品《ひん》の洗剤《せんざい》。（　　）

5 ツバメの越冬。（　　）

6 華《はな》やかな八重桜。（　　）

7 □《くち》□《べに》を塗《ぬ》る。

8 □《よう》□《もう》フェルトの人形《にんぎょう》。

9 □《よう》□《し》端麗《たんれい》な女優《じょゆう》。

10 一筋《ひとすじ》の□《こう》□《みょう》を見出《みいだ》す。

11 □《か》□《じつ》が熟《じゅく》する。

12 □《ひょう》□《じゅん》的《てき》な広《ひろ》さの家《いえ》。

256日の答え ▶ 1. たけ 2. きっちょう 3. でんせん 4. ぼうけん 5. へんしゅう 6. かへい 7. 干 8. 意味 9. 沿線 10. 処理 11. 限界 12. 公私

259日

川の名前

――線部は読み方をひらがなで、□は漢字を書きましょう。

1　天塩川《がわ》（北海道《ほっかいどう》）
（　　　）

2　□《も》□《がみ》川《がわ》（東北《とうほく》）

3　多摩川《がわ》（関東《かんとう》）
（　　　）

4　□《なが》□《ら》川《がわ》（中部《ちゅうぶ》）

5　木曽川《がわ》（中部《ちゅうぶ》）
（　　　）

6　淀川《がわ》（近畿《きんき》）
（　　　）

7　加古川《がわ》（近畿《きんき》）
（　　　）

8　□《おお》□《た》川《がわ》（中国《ちゅうごく》）

9　□《し》□《まん》□《と》川《がわ》（四国《しこく》）

10　球磨川《がわ》（九州《きゅうしゅう》）
（　　　）

2861問達成！

月　日

得点　／10

257日の答え▶ 1．豊富 2．抱負 3．後輩 4．荒廃 5．交配 6．経緯 7．敬意 8．起源（起原）9．期限 10．機嫌

260日

覚えておきたい基本の漢字

——線部は読み方をひらがなで、□は漢字を書きましょう。

2873問達成！

月　日

得点　／12

1 折に触《ふ》れて思《おも》い出《だ》す。（　　）

2 棒《ぼう》を垂直に立《た》てる。（　　）

3 孝養を尽《つ》くす。（　　）

4 うっかり墓穴を掘《ほ》る。（　　）

5 真相を明《あき》らかにする。（　　）

6 富士《ふじ》山麓の風景《ふうけい》。（　　）

7 □《この》みのデザイン。

8 雑誌《ざっし》の□《べっ》□《さつ》付録《ふろく》。

9 人体《じんたい》に□《む》□《がい》な材料《ざいりょう》。

10 □《そら》□《いろ》の絵《え》の具《ぐ》。

11 □《だん》□《ぞく》して雪《ゆき》が降《ふ》る。

12 昔《むかし》と変《か》わらない□《こ》□《きょう》。

258日の答え ▶ 1. と 2. だいず 3. せいぎょ 4. とくよう 5. えっとう 6. やえざくら 7. 口紅 8. 羊毛 9. 容姿 10. 光明 11. 果実 12. 標準

261日

読み間違えやすい漢字・言葉

――線部の読み方をひらがなで書きましょう。

2883問達成！

月　日

得点　/10

1 発言《はつげん》を自重する。

2 不正《ふせい》を糾弾する。

3 書類《しょるい》に押印する。

4 旅客列車《れっしゃ》に乗《の》る。

5 万全《ばんぜん》の措置をとる。

6 市井の人《ひと》となる。

7 落丁本《ぼん》を交換《こうかん》する。

8 一矢報《むく》いる。

9 従来《じゅうらい》の方法《ほうほう》の踏襲。

10 出生率の低下《ていか》。

259日の答え ▶ 1. てしお 2. 最上 3. たま 4. 長良 5. きそ 6. よど 7. かこ 8. 太田 9. 四万十 10. くま

262日

覚えておきたい基本の漢字

——線部は読み方をひらがなで、□は漢字を書きましょう。

2895問達成！

月　日

得点　／12

1 余すことなく使《つか》う。（　　）

2 悪事《あくじ》を看破する。（　　）

3 是非を問《と》う。（　　）

4 取引先《とりひきさき》を接待する。（　　）

5 皇后の宮殿《きゅうでん》。（　　）

6 力《ちから》を誇示する。（　　）

7 □《うたが》わしきは罰《ばっ》せず。

8 □《こ》□《づつみ》を送《おく》る。

9 □《ふ》□《ぼ》の深《ふか》い愛情《あいじょう》。

10 美談《びだん》が□《かん》□《とう》を飾《かざ》る。

11 □《あん》□《い》な考《かんが》え。

12 □《げん》□《しょく》の消防官《しょうぼうかん》。

260日の答え▶ 1．おり 2．すいちょく 3．こうよう 4．ぼけつ 5．しんそう 6．さんろく 7．好 8．別冊 9．無害 10．空色 11．断続 12．故郷

263日

慣用句

――線部は読み方をひらがなで、□は漢字を書きましょう。

2907問 達成！

月　日

得点　／12

1 かぶとを脱ぐ（　　）

2 腹を割《わ》る（　　）

3 足《あし》を伸ばす（　　）

4 寝た子《こ》を起《お》こす（　　）

5 口《くち》が滑る（　　）

6 猫の手《て》も借《か》りたい（　　）

7 □《しょく》□《し》を動《うご》かす

8 手《て》の□《ひら》を返《かえ》す

9 □《あぶら》を売《う》る

10 肩《かた》を□《なら》べる

11 目《め》に□《かど》を立《た》てる

12 二《に》の□《く》が継《つ》げない

261日の答え ▶ 1.じちょう 2.きゅうだん 3.おういん 4.りょかく 5.そち 6.しせい 7.らくちょう 8.いっし 9.とうしゅう 10.しゅっしょうりつ

264日

覚えておきたい基本の漢字

――線部は読み方をひらがなで、□は漢字を書きましょう。

2919問達成！

月　日

得点　／12

1　十年《じゅうねん》の歳月《さいげつ》を経る。（　　）

2　定規で線《せん》を引《ひ》く。（　　）

3　事業《じぎょう》を広域化《か》する。（　　）

4　海外《かいがい》に赴任する。（　　）

5　資料《しりょう》を閲覧する。（　　）

6　所属《しょぞく》部署が変《か》わる。（　　）

7　天井《てんじょう》が□《ひく》い建物《たてもの》。

8　美《うつく》しい□《ぬの》□《じ》。

9　巨大《きょだい》な□《そ》□《しき》の一員《いちいん》。

10　音楽《おんがく》に□《じょう》□《ねつ》を傾《かたむ》ける。

11　有名《ゆうめい》な小説《しょうせつ》の□《ちょ》□《しゃ》。

12　銀行《ぎんこう》に□《よ》□《きん》する。

262日の答え▶ 1. あま 2. かんぱ 3. ぜひ 4. せったい 5. こうごう 6. こじ 7. 疑 8. 小包 9. 父母 10. 巻頭 11. 安易 12. 現職

265日

対義語

□に漢字を書き、対義語の組を完成させましょう。

2931問 達成！

月　日

得点 ／12

1 需要《じゅよう》 ⇕ □《きょう》□《きゅう》

2 許可《きょか》 ⇕ □《きん》□《し》

3 苦痛《くつう》 ⇕ □《かい》□《らく》

4 抵抗《ていこう》 ⇕ □《ふく》□《じゅう》

5 原因《げんいん》 ⇕ □《けっ》□《か》

6 義務《ぎむ》 ⇕ □《けん》□《り》

7 精神《せいしん》 ⇕ □《にく》□《たい》

8 祖先《そせん》 ⇕ □《し》□《そん》

9 目的《もくてき》 ⇕ □《しゅ》□《だん》

10 終了《しゅうりょう》 ⇕ □《かい》□《し》

11 集合《しゅうごう》 ⇕ □《かい》□《さん》

12 差別《さべつ》 ⇕ □《びょう》□《どう》

263日の答え ▶ 1. ぬ 2. はら 3. の 4. ね 5. すべ 6. ねこ 7. 食指 8. 平 9. 油 10. 並 11. 角 12. 句

266日

難読語

——線部の読み方をひらがなで書きましょう。

2941問 達成！

月　日

得点　／10

1 格下《かくした》の相手《あいて》と侮る。（　　）

2 友《とも》の怒《いか》りを鎮める。（　　）

3 使命《しめい》を双肩に担《にな》う。（　　）

4 師《し》の薫陶を受《う》ける。（　　）

5 羨望の眼差《まなざ》し。（　　）

6 愛猫を抱《だ》き上《あ》げる。（　　）

7 本心《ほんしん》を吐露する。（　　）

8 不安《ふあん》を払拭する。（　　）

9 職人《しょくにん》気質の人《ひと》。（　　）

10 未曽有の大災害《だいさいがい》。（　　）

264日の答え ▶ 1. へ 2. じょうぎ 3. こういき 4. ふにん 5. えつらん 6. ぶしょ 7. 低 8. 布地 9. 組織 10. 情熱 11. 著者 12. 預金

267日

演劇・映画に関する言葉

——線部は読み方をひらがなで、□は漢字を書きましょう。

1 監督（　　）

2 脚本（　　）

3 舞台（　　）

4 衣装（　　）

5 試写会（　　）

6 □《はな》□《がた》役者《やくしゃ》

7 □《えん》□《しゅつ》□《か》

8 □《がく》□《や》

9 □《あん》□《てん》

10 □《おお》□《どう》□《ぐ》

2951問達成！

月　日

得点　／10

265日の答え▶ 1．供給 2．禁止 3．快楽 4．服従 5．結果 6．権利 7．肉体 8．子孫 9．手段 10．開始 11．解散 12．平等

268日

覚えておきたい基本の漢字

――線部は読み方をひらがなで、□は漢字を書きましょう。

2963問 達成！

月　日

得点　／12

1　意見《いけん》を異にする。

2　印象深《ぶか》い人《ひと》。

3　排他的《てき》な雰囲気《ふんいき》。

4　しばらく様子を見《み》る。

5　絵《え》を額縁に入《い》れる。

6　勤勉な態度《たいど》。

7　□《どう》メダルに輝《かがや》く。

8　□《にが》いコーヒー。

9　植物《しょくぶつ》を□《さい》□《しゅ》する。

10　旅行《りょこう》の□《にっ》□《てい》を決《き》める。

11　仲間《なかま》と□《えん》□《じん》を組《く》む。

12　□《えい》□《きゅう》保存版《ほぞんばん》。

266日の答え▶ 1．あなど 2．しず 3．そうけん 4．くんとう 5．せんぼう 6．あいびょう 7．とろ 8．ふっしょく 9．かたぎ 10．みぞう

269日

送り仮名

〔　〕に漢字と送り仮名を書きましょう。

2973問達成！

月　日

得点　／10

1　材料《ざいりょう》を〔　〕《あつめる》。

2　〔　〕《かならず》成功《せいこう》させる。

3　〔　〕《めずらしい》品物《しなもの》。

4　家族《かぞく》を〔　〕《やしなう》。

5　〔　〕《あやしい》人影《ひとかげ》。

6　〔　〕《けわしい》山道《やまみち》を進《すす》む。

7　練習《れんしゅう》を〔　〕《なまける》。

8　〔　〕《もっとも》難《むずか》しい問題《もんだい》。

9　〔　〕《まったく》理解《りかい》できない。

10　好《す》き嫌《きら》いが〔　〕《すくない》。

267日の答え▶ 1. かんとく 2. きゃくほん 3. ぶたい 4. いしょう 5. ししゃかい
6. 花形 7. 演出家 8. 楽屋 9. 暗転 10. 大道具

270日

覚えておきたい基本の漢字

――線部は読み方をひらがなで、□は漢字を書きましょう。

2985問 達成！

月　日

得点　／12

1　誠の心《こころ》を見《み》せる。（　　）

2　語気を荒《あら》げる。（　　）

3　革新的《てき》なアイデア。（　　）

4　弁舌を振《ふ》るう。（　　）

5　授業《じゅぎょう》を聴講する。（　　）

6　綿菓子のような雲《くも》。（　　）

7　解決《かいけつ》を□《せつ》に願《ねが》う。

8　□《はげ》しい雨《あめ》が降《ふ》る。

9　□《さん》□《そ》が薄《うす》くなる。

10　楽譜《がくふ》に□《おん》□《ぷ》を書《か》く。

11　仏像《ぶつぞう》を□《しゅう》□《ふく》する。

12　神社《じんじゃ》に□《さん》□《ぱい》する。

268日の答え▶ 1.こと 2.いんしょう 3.はいた 4.ようす 5.がくぶち 6.きんべん 7.銅 8.苦 9.採取 10.日程 11.円陣 12.永久

271日

冬の花の名前

——線部は読み方をひらがなで、□は漢字を書きましょう。

1 礒菊（　　　）

2 寒椿（　　　）

3 蝋梅（　　　）

4 福寿草《そう》（　　　）

5 山茶花（　　　）

6 待《まっ》□《ゆき》草《そう》

7 □《は》牡《ぼ》丹《たん》

8 □《すい》□《せん》

9 □《やつ》□《で》

10 □《さん》□《しょく》すみれ

2995問達成！

月　日

得点　／10

269日の答え▶ 1.集める 2.必ず 3.珍しい 4.養う 5.怪しい 6.険しい 7.怠ける 8.最も 9.全く 10.少ない

272日

覚えておきたい基本の漢字

——線部は読み方をひらがなで、□は漢字を書きましょう。

3007問達成！

月　日

得点　／12

1 ぶどうが熟す。（　　）

2 熱戦《ねっせん》に興奮する。（　　）

3 忠実な部下《ぶか》。（　　）

4 夜十時《よるじゅうじ》に就寝する。（　　）

5 親類宅《しんるいたく》に寄宿する。（　　）

6 模範的《てき》な答《こた》え。（　　）

7 言《い》い□《わけ》は聞《き》きたくない。

8 絵《え》の□《はい》□《けい》を描《えが》く。

9 火星《かせい》が地球《ちきゅう》に□《せっ》□《きん》する。

10 □《よう》□《いん》を明《あき》らかにする。

11 趣味《しゅみ》と仕事《しごと》の□《りょう》□《りつ》。

12 取引先《とりひきさき》に□《てい》□《あん》する。

270日の答え ▶ 1. まこと 2. ごき 3. かくしん 4. べんぜつ 5. ちょうこう 6. わたがし 7. 切 8. 激 9. 酸素 10. 音符 11. 修復 12. 参拝

273日

四字熟語

――線部は読み方をひらがなで、□は漢字を書きましょう。

3019問 達成！

月　日

得点 ／12

1 枝葉末《まっ》節《せつ》

2 無為自《し》然《ぜん》

3 時《じ》期《き》尚早

4 抱腹絶《ぜっ》倒《とう》

5 雲散霧《む》消《しょう》

6 一《いち》日《じつ》千秋

7 古《こ》今《こん》□《とう》□《ざい》

8 自《じ》□《きゅう》自《じ》□《そく》

9 意《い》気《き》□《とう》□《ごう》

10 □《はっ》□《ぽう》美《び》人《じん》

11 □《ふ》□《げん》実《じっ》行《こう》

12 □《しゅ》□《しゃ》選《せん》択《たく》

271日の答え ▶ 1．いそぎく 2．かんつばき 3．ろうばい 4．ふくじゅ 5．さざんか 6．雪 7．葉 8．水仙 9．八手 10．三色

274日

覚えておきたい基本の漢字

――線部は読み方をひらがなで、□は漢字を書きましょう。

3031問達成！

月　日

得点　／12

1　机に本《ほん》を並《なら》べる。（　　）

2　素敵なドレス。（　　）

3　泉質を調《ちょう》査《さ》する。（　　）

4　盗難に気《き》をつける。（　　）

5　保身に走《はし》る。（　　）

6　鶏卵を生産《せいさん》する。（　　）

7　雨《あめ》が□《ふ》る。

8　荷物《にもつ》を□□《ゆそう》する。

9　□□《きぼう》を持《も》ち続《つづ》ける。

10　□□《せいぞう》中《ちゅう》のロボット。

11　その話《はなし》は□□《はつみみ》だ。

12　□□《りっけん》主義《しゅぎ》の国家《こっか》。

272日の答え ▶ 1.じゅく 2.こうふん 3.ちゅうじつ 4.しゅうしん 5.きしゅく 6.もはん 7.訳 8.背景 9.接近 10.要因 11.両立 12.提案

275日

特別な読み方の言葉

——線部の読み方をひらがなで書きましょう。

1 立《た》ち退きを命《めい》ずる。

2 真っ青な顔《かお》をする。

3 眼鏡が似《に》合《あ》う。

4 木綿のシャツ。

5 大和言《こと》葉《ば》の響《ひび》き。

6 草履で出《で》かける。

7 心地の良《よ》い風《かぜ》。

8 子《こ》犬《いぬ》の尻尾。

9 吹雪で視《し》界《かい》が悪《わる》い。

10 二十日間《かん》の休《きゅう》暇《か》。

3041問 達成！

月　日

得点 ／10

273日の答え ▶ 1. しよう 2. むい 3. しょうそう 4. ほうふく 5. うんさん 6. せんしゅう 7. 東西 8. 給・足 9. 投合 10. 八方 11. 不言 12. 取捨

276日

覚えておきたい基本の漢字

——線部は読み方をひらがなで、□は漢字を書きましょう。

3053問達成！

月　日

得点　／12

1 闇《やみ》に潜む生《い》き物《もの》。

2 許容できない問題《もんだい》。

3 危害をまぬがれる。

4 若干の空《あ》きがある。

5 系統別《べつ》に分《わ》ける。

6 花粉《かふん》で鼻炎になる。

7 □《すじ》の通《とお》った話《はなし》。

8 女神《めがみ》の□《きょう》□《ぞう》を彫《ほ》る。

9 発掘隊《はっくつたい》に□《し》□《がん》する。

10 □《やく》□《そく》を守《まも》る。

11 □《かい》□《だん》を上《のぼ》り下《お》りする。

12 社会《しゃかい》□《かく》□《さ》を是正《ぜせい》する。

274日の答え ▶ 1.つくえ 2.すてき 3.せんしつ 4.とうなん 5.ほしん 6.けいらん 7.降 8.輸送 9.希望 10.製造 11.初耳 12.立憲

277日

懐かしい出来事（1980年代）

——線部は読み方をひらがなで、□は漢字を書きましょう。

1 竹《たけ》の子《こ》族

2 漫才ブーム

3 五百円《ごひゃくえん》硬貨発行《はっこう》

4 インターネット誕生

5 ハレー彗星接近《せっきん》

6 男女《だんじょ》雇用《こよう》機会《きかい》□《きん》□《とう》法成立《ほうせいりつ》

7 つくば□《か》□《がく》万博《ばんぱく》開催《かいさい》

8 瀬戸《せと》□《おお》□《はし》開通《かいつう》

9 国鉄《こくてつ》分割《ぶんかつ》□《みん》□《えい》化《か》

10 □《しょう》□《ひ》□《ぜい》導入《どうにゅう》

3063問達成！

月　日

得点　／10

275日の答え ▶ 1．の 2．まっさお 3．めがね 4．もめん 5．やまと 6．ぞうり 7．ここち 8．しっぽ 9．ふぶき 10．はつか

278日

似ている漢字

□に漢字を書きましょう。

1 □《ゆ》入《にゅう》野《や》菜《さい》を買《か》う。

2 みんなで□《りん》唱《しょう》する。

3 □《せい》神《しん》を統一《とういつ》する。

4 □《せい》浄《じょう》な空気《くうき》。

5 本日《ほんじつ》は□《せい》天《てん》なり。

6 ハガキを一《いち》□《まい》送《おく》る。

7 広々《ひろびろ》とした□《まき》場《ば》。

8 □《むかし》の出来事《できごと》。

9 別《わか》れを□《お》しむ。

10 ペンを□《か》りる。

3073問達成！

月　日

得点　／10

276日の答え ▶ 1. ひそ 2. きょよう 3. きがい 4. じゃっかん 5. けいとう 6. びえん 7. 筋 8. 胸像 9. 志願 10. 約束 11. 階段 12. 格差

覚えておきたい基本の漢字

——線部は読み方をひらがなで、□は漢字を書きましょう。

3085問達成！

月　日

得点　／12

1 ビー玉《だま》が転がる。（　　）

2 随時受《う》け付《つ》ける。（　　）

3 従順な態度《たいど》。（　　）

4 大人数《おおにんずう》で酒盛り。（　　）

5 笑止千万《せんばん》だ。（　　）

6 純粋な心《こころ》の持《も》ち主《ぬし》。（　　）

7 手袋《てぶくろ》を□《あ》む。

8 ノー□《ざん》□《ぎょう》デー。

9 レストランの□《きゅう》□《じ》。

10 □《きょう》□《ごう》他社《たしゃ》と争《あらそ》う。

11 武家屋敷《ぶけやしき》の□《もん》□《ちゅう》。

12 周辺《しゅうへん》□《しょ》□《こく》を旅《たび》する。

277日の答え▶ 1.ぞく 2.まんざい 3.こうか 4.たんじょう 5.すいせい 6.均等 7.科学 8.大橋 9.民営 10.消費税

280日

熟語完成パズル

矢印の向きに読むと二字熟語が完成するように、□に漢字を書きましょう。

3091問 達成！

月　日

得点　／6

1

梅 ↓ □

秋 → □ → 天

□ ↓ 水

2

家 ↓ □

工 → □ → 件

□ ↓ 情

3

苦 ↓ □

宣 → □ → 語

□ ↓ 動

4

判 ↓ □

横 → □ → 定

□ ↓ 念

5

均 ↓ □

調 → □ → 数

□ ↓ 列

6

開 ↓ □

草 → □ → 火

□ ↓ 束

278日の答え ▶ 1.輸 2.輪 3.精 4.清 5.晴 6.枚 7.牧 8.昔 9.惜 10.借

281日

覚えておきたい基本の漢字

——線部は読み方をひらがなで、□は漢字を書きましょう。

3103問 達成！

月　日

得点　／12

1 至《いた》れり**尽**くせり。

2 計画《けいかく》を**変更**する。

3 水分《すいぶん》が**蒸発**する。

4 **気骨**のある人《ひと》だ。

5 **簡便**な方法《ほうほう》。

6 **裕福**な家庭《かてい》。

7 不安《ふあん》を取《と》り□《のぞ》く。

8 □《よ》の中《なか》の出来事《できごと》。

9 必要《ひつよう》□《まい》□《すう》を確《たし》かめる。

10 □《か》□《ぜい》対象《たいしょう》の品《しな》。

11 □《よこ》□《ぶえ》を吹《ふ》く。

12 □《き》□《げん》□《ぜん》の歴史《れきし》。

279日の答え▶ 1.ころ 2.ずいじ 3.じゅうじゅん 4.さかも 5.しょうし 6.じゅんすい 7.編 8.残業 9.給仕 10.競合 11.門柱 12.諸国

282日

季節に関する言葉（冬）

——線部は読み方をひらがなで、□は漢字を書きましょう。

3115問
達成！

月　日

得点

／12

1　凍てる（　　）

2　年籠り（　　）

3　大寒（　　）

4　歳末（　　）

5　火鉢（　　）

6　暖炉（　　）

7　□《そこ》冷《び》え

8　冬《ふゆ》□《しょう》□《ぐん》

9　□《け》□《いと》編《あ》む

10　□《て》□《ぶくろ》

11　□《ゆき》□《み》

12　□《はる》□《ちか》し

280日の答え ▶ 1.雨 2.事 3.言 4.断 5.整 6.花

283日

覚えておきたい基本の漢字

——線部は読み方をひらがなで、□は漢字を書きましょう。

3127問達成！

月　日

得点　／12

1 かぐわしい香り。（　　）

2 野《の》の花《はな》を手折る。（　　）

3 夜間《やかん》は閉鎖される。（　　）

4 鉄鋼業《ぎょう》で栄《さか》える。（　　）

5 蝉《せみ》の羽化を見《み》る。（　　）

6 給食《きゅうしょく》の献立表《ひょう》。（　　）

7 自転車《じてんしゃ》で□《たび》をする。

8 仏教《ぶっきょう》の各《かく》□《しゅう》□《は》。

9 もみごめを□《せい》□《まい》する。

10 アンテナを□《せっ》□《ち》する。

11 □《き》□《ぐらい》が高《たか》い。

12 記念《きねん》に□《しょく》□《じゅ》をする。

281日の答え ▶ 1.つ 2.へんこう 3.じょうはつ 4.きこつ 5.かんべん 6.ゆうふく 7.除 8.世 9.枚数 10.課税 11.横笛 12.紀元前

284日

同音異義語

□に漢字を書きましょう。

1. アンケートの□《かい》□《とう》。
2. テストの□《かい》□《とう》。
3. 品質《ひんしつ》を□《ほ》□《しょう》する。
4. 事故《じこ》の□《ほ》□《しょう》金《きん》。
5. 安全《あんぜん》□《ほ》□《しょう》条約《じょうやく》。
6. □《こう》□《せい》に名《な》を残《のこ》す。
7. 文章《ぶんしょう》の□《こう》□《せい》を練《ね》る。
8. 文書《ぶんしょ》を何度《なんど》も□《こう》□《せい》する。
9. □《こう》□《せい》な裁判《さいばん》を行《おこな》う。
10. □《こう》□《せい》年金《ねんきん》。

3137問 達成！

月　日

得点　／10

282日の答え▶ 1. い 2. としごも 3. だいかん 4. さいまつ 5. ひばち 6. だんろ 7. 底 8. 将軍 9. 毛糸 10. 手袋 11. 雪見 12. 春近

285日

観光名所（西日本編）

――線部の読み方をひらがなで書きましょう。

3147問達成！

月　日

得点　／10

1 鳥取《とっとり》砂丘（鳥取《とっとり》）

2 倉敷美《び》観《かん》地《ち》区《く》（岡山《おかやま》）

3 原爆ドーム（広島《ひろしま》）

4 鳴門の渦潮《うずしお》（徳島《とくしま》）

5 桂浜（高知《こうち》）

6 太宰府《だざいふ》天満宮（福岡《ふくおか》）

7 嬉野温泉《おんせん》（佐賀《さが》）

8 地獄めぐり（大分《おおいた》）

9 高千穂峡《きょう》（宮崎《みやざき》）

10 竹富島《じま》（沖縄《おきなわ》）

283日の答え▶ 1. かお 2. たお 3. へいさ 4. てっこう 5. うか 6. こんだて 7. 旅 8. 宗派 9. 精米 10. 設置 11. 気位 12. 植樹

286日

覚えておきたい基本の漢字

――線部は読み方をひらがなで、□は漢字を書きましょう。

3159問 達成！

月　日

得点　／12

1 目《め》を**覚**ます。（　　）

2 牛《うし》の**乳**しぼり。（　　）

3 平和《へいわ》の**使徒**となる。（　　）

4 店舗《てんぽ》を**拡充**する。（　　）

5 **五穀**豊穣《ほうじょう》を祈《いの》る。（　　）

6 彼《かれ》は**好奇心**が強《つよ》い。（　　）

7 パン□《こ》をまぶす。

8 マットの上《うえ》で□《そく》□《てん》する。

9 相手《あいて》の□《けい》□《りゃく》にはまる。

10 □《せっ》□《かい》で線《せん》を引《ひ》く。

11 □《さん》□《ぴ》両論《りょうろん》の作品《さくひん》。

12 部長《ぶちょう》に□《しょう》□《しん》する。

284日の答え ▶ 1．回答 2．解答 3．保証 4．補償 5．保障 6．後世 7．構成 8．校正 9．公正 10．厚生

287日

三字熟語

□に漢字を書きましょう。

1 無《む》尽《じん》□《ぞう》

2 善《ぜん》□《ご》策《さく》

3 序《じょ》破《は》□《きゅう》

4 無《む》駄《だ》□《ぼね》

5 □《ちょう》本《ほん》人《にん》

6 理《り》想《そう》□《きょう》

7 □《ど》外《がい》視《し》

8 □《きん》□《じ》塔《とう》

9 □《しょう》□《ねん》場《ば》

10 □《げん》□《どう》力《りょく》

11 □《みみ》□《がく》□《もん》

12 □《しょう》□《ちく》□《ばい》

3171問達成！

月　日

得点　／12

285日の答え▶ 1. さきゅう 2. くらしき 3. げんばく 4. なると 5. かつらはま 6. てんまんぐう 7. うれしの 8. じごく 9. たかちほ 10. たけとみ

288日

覚えておきたい基本の漢字

――線部は読み方をひらがなで、□は漢字を書きましょう。

3183問 達成！

月　日

得点　／12

1 疑惑《ぎわく》を抱く。（　　）

2 公式発表《はっぴょう》を待《ま》つ。（　　）

3 時代《じだい》の潮流。（　　）

4 ブドウを栽培する。（　　）

5 顧客を大切《たいせつ》にする。（　　）

6 精進料理《りょうり》を食《た》べる。（　　）

7 □《はり》に糸《いと》を通《とお》す。

8 当選者《とうせんしゃ》を□《けっ》□《てい》する。

9 おとぎ話《ばなし》を□《そう》□《さく》する。

10 □《よく》□《あさ》までに配達《はいたつ》する。

11 □《ちん》□《じゅつ》書《しょ》を提出《ていしゅつ》する。

12 ゆっくりと□《こ》□《きゅう》する。

286日の答え ▶ 1.さ 2.ちち 3.しと 4.かくじゅう 5.ごこく 6.こうきしん 7.粉 8.側転 9.計略 10.石灰 11.賛否 12.昇進

289日

外国の名前の漢字表記

——線部の読み方をカタカナで書きましょう。

1 亜米利加（　　　）

2 仏蘭西（　　　）

3 独逸（　　　）

4 印度（　　　）

5 阿蘭陀（　　　）

6 伊蘭（　　　）

7 英吉利（　　　）

8 加奈陀（　　　）

9 露西亜（　　　）

10 伊太利亜（　　　）

3193問達成！

月　日

得点　／10

287日の答え ▶ 1. 蔵 2. 後 3. 急 4. 骨 5. 張 6. 郷 7. 度 8. 金字 9. 正念 10. 原動 11. 耳学問 12. 松竹梅

290日 覚えておきたい基本の漢字

――線部は読み方をひらがなで、□は漢字を書きましょう。

1. 直ちに行う。（ ）
2. 話し合いが迷走する。（ ）
3. 敵を討伐する。（ ）
4. 国王陛下のパレード。（ ）
5. 桜並木が美しい。（ ）
6. 広場に集まる。（ ）
7. 偉人の□（はか）を訪れる。
8. 開始□□（じこく）が迫る。
9. □□（くうふく）を覚える。
10. 誤りを□□（ていせい）する。
11. うさぎを□□（しいく）する。
12. 近世の□□□（ぶんかし）。

3205問達成！

月 日
得点 /12

288日の答え ▶ 1.いだ 2.こうしき 3.ちょうりゅう 4.さいばい 5.こきゃく 6.しょうじん 7.針 8.決定 9.創作 10.翌朝 11.陳述 12.呼吸

291日

覚えておきたい基本の漢字

――線部は読み方をひらがなで、□は漢字を書きましょう。

3217問達成！

得点　月　日　／12

1 斜に構《かま》える。（　　）

2 取材を受《う》ける。（　　）

3 団結して挑《いど》む。（　　）

4 愛嬌を振《ふ》りまく。（　　）

5 姑息な言《い》い訳《わけ》。（　　）

6 園遊会に招《まね》かれる。（　　）

7 決戦《けっせん》を前《まえ》に□《う》き足立《あしだ》つ。

8 □《せ》□《けん》擦《ず》れしていない人《ひと》。

9 □《ひ》□《き》こもごもの光景《こうけい》。

10 観客《かんきゃく》たちは□《ばく》□《しょう》した。

11 不正《ふせい》が□《はっ》□《かく》する。

12 学生《がくせい》を□《あお》□《た》買《が》いする。

289日の答え▶ 1.アメリカ 2.フランス 3.ドイツ 4.インド 5.オランダ 6.イラン 7.イギリス 8.カナダ 9.ロシア 10.イタリア

292日

日本の昔話

——線部は読み方をひらがなで、□は漢字を書きましょう。

3227問達成！

月　日

得点　／10

1 花咲かじいさん（　　　）

2 聞《き》き耳《みみ》頭巾（　　　）

3 天女《てんにょ》の羽衣（　　　）

4 狐《きつね》の嫁入り（　　　）

5 大工と鬼六《おにろく》（　　　）

6 □《きん》□《た》□《ろう》

7 わらしべ□《ちょう》□《じゃ》

8 かぐや□《ひめ》

9 □《びん》□《ぼう》神《がみ》と福《ふく》の神《かみ》

10 酒呑《しゅてん》□《どう》□《じ》

290日の答え▶ 1.ただ 2.めいそう 3.とうばつ 4.へいか 5.なみき 6.ひろば 7.墓 8.時刻 9.空腹 10.訂正 11.飼育 12.文化史

293日

覚えておきたい基本の漢字

——線部は読み方をひらがなで、□は漢字を書きましょう。

3239問達成！

月　日

得点　／12

1　身《み》に余る光栄《こうえい》。（　　）

2　乱雑に散《ち》らかる。（　　）

3　できる限《かぎ》り善処する。（　　）

4　滅亡の危《き》機《き》を脱《だっ》する。（　　）

5　室内でできる遊《あそ》び。（　　）

6　細《こま》かく描写する。（　　）

7　ボールを□《ほう》る。

8　賄《わい》賂《ろ》が□《おう》□《こう》する。

9　□《ひつ》□《あつ》が強《つよ》い。

10　技《わざ》を□《でん》□《じゅ》する。

11　大雨《おおあめ》による□《ひ》□《がい》。

12　師《し》匠《しょう》に□《は》□《もん》される。

291日の答え▶ 1.しゃ 2.しゅざい 3.だんけつ 4.あいきょう 5.こそく 6.えんゆうかい 7.浮 8.世間 9.悲喜 10.爆笑 11.発覚 12.青田

294日

ことわざ

——線部は読み方をひらがなで、□は漢字を書きましょう。

3251問 達成！

月　日

得点 ／12

1 竹馬の友《とも》

2 魚心あれば水心《みずごころ》

3 寝耳に水《みず》

4 虎《とら》の尾を踏《ふ》む

5 立《た》つ鳥跡《とりあと》を濁さず

6 鶴の一声《ひとこえ》

7 □《いそ》がば回《まわ》れ

8 立《た》て□《いた》に水《みず》

9 失敗《しっぱい》は□《せい》□《こう》の母《はは》

10 □《こう》□《じ》魔《ま》多《おお》し

11 □《わた》りに舟《ふね》

12 鬼《おに》に□《かな》□《ぼう》

292日の答え ▶ 1．はなさ 2．ずきん 3．はごろも 4．よめい 5．だいく 6．金太郎 7．長者 8．姫 9．貧乏 10．童子

295日

覚えておきたい基本の漢字

――線部は読み方をひらがなで、□は漢字を書きましょう。

1 雑貨《ざっか》を商う店《みせ》。（　　）

2 多少の問題《もんだい》がある。（　　）

3 細則を別紙《べっし》に示《しめ》す。（　　）

4 由緒ある宝石《ほうせき》。（　　）

5 伝統芸能《でんとうげいのう》の復興。（　　）

6 裁可を仰《あお》ぐ。（　　）

7 お□《てら》の鐘《かね》の音《おと》。

8 人口《じんこう》が□《ぞう》□《か》する。

9 謙譲《けんじょう》の□《び》□《とく》。

10 □《ばっ》□《ぽん》的《てき》な改革《かいかく》。

11 楽団《がくだん》の□《し》□《き》者《しゃ》。

12 □《はい》□《く》を愛好《あいこう》する。

3263問達成！

月　日

得点　／12

293日の答え ▶ 1. あま 2. らんざつ 3. ぜんしょ 4. めつぼう 5. しつない 6. びょうしゃ 7. 放 8. 横行 9. 筆圧 10. 伝授 11. 被害 12. 破門

296日

同訓異字

□に漢字を書きましょう。

1 □《あし》が棒《ぼう》になる。

2 机《つくえ》の□《あし》が折《お》れる。

3 考《かんが》え方《かた》を□《か》える。

4 電車《でんしゃ》を乗《の》り□《か》える。

5 運賃《うんちん》を立《た》て□《か》える。

6 計算《けいさん》を□《あやま》る。

7 失礼《しつれい》を□《あやま》る。

8 マンションに□《す》む。

9 水《みず》がきれいに□《す》む。

10 仕事《しごと》が□《す》む。

3273問達成！

月　日

得点　／10

294日の答え ▶ 1. ちくば 2. うおごころ 3. ねみみ 4. お 5. にご 6. つる 7. 急 8. 板 9. 成功 10. 好事 11. 渡 12. 金棒

297日

動物・鳥の名前

――線部は読み方をひらがなで、□は漢字を書きましょう。

1 兎

2 孔雀

3 縞馬

4 駱駝

5 白長須鯨

6 □《とら》

7 □□《きゅうかん》鳥《ちょう》

8 □□《ぞうがめ》

9 □□《やまねこ》

10 □□□《にほんざる》

3283問達成！

月　日

得点　／10

295日の答え▶ 1．あきな 2．たしょう 3．さいそく 4．ゆいしょ 5．ふっこう 6．さいか 7．寺 8．増加 9．美徳 10．抜本 11．指揮 12．俳句

298日

覚えておきたい基本の漢字

——線部は読み方をひらがなで、□は漢字を書きましょう。

3295問達成！

月　日

得点　／12

1 夫《ふう》婦《ふ》で対の指《ゆび》輪《わ》。（　　）

2 屋《や》根《ね》を修繕する。（　　）

3 職《しょく》場《ば》の古株となる。（　　）

4 明晩必《かなら》ず伺《うかが》おう。（　　）

5 暖房器《き》具《ぐ》を付《つ》ける。（　　）

6 大衆文学《ぶんがく》と純文学《じゅんぶんがく》。（　　）

7 人形《にんぎょう》に服《ふく》を□《き》せる。

8 □《こう》□《えき》財団法人《ざいだんほうじん》。

9 制《せい》度《ど》の□《わく》□《ぐ》み。

10 同《おな》じ□《ど》□《ひょう》に立《た》つ。

11 無《む》我《が》□《む》□《ちゅう》になる。

12 □《なん》□《ごく》の青《あお》い海《うみ》。

296日の答え ▶ 1.足 2.脚 3.変 4.換 5.替 6.誤 7.謝 8.住 9.澄 10.済

299日

四字熟語

——線部は読み方をひらがなで、□は漢字を書きましょう。

1 悪口雑言《ぞうごん》

2 五里《ごり》霧中

3 平身《へいしん》低頭

4 言語道断《どうだん》

5 青息《あおいき》吐息

6 破顔一笑《いっしょう》

7 不《ふ》□《よう》不《ふ》□《きゅう》

8 千《せん》□《ぺん》万《ばん》□《か》

9 品行《ひんこう》□《ほう》□《せい》

10 起《き》□《しょう》□《てん》結《けつ》

11 自《じ》□《ごう》自《じ》□《とく》

12 大《だい》□《どう》小《しょう》□《い》

3307問 達成！

月　日

得点　／12

297日の答え▶ 1.うさぎ 2.くじゃく 3.しまうま 4.らくだ 5.しろながすくじら 6.虎 7.九官 8.象亀 9.山猫 10.日本猿

300日

覚えておきたい基本の漢字

——線部は読み方をひらがなで、□は漢字を書きましょう。

1 あんまんを蒸す。（　　）

2 脳《のう》科《か》学《がく》の権威。（　　）

3 入《にゅう》学《がく》試《し》験《けん》の倍率。（　　）

4 批判に屈《くっ》しない。（　　）

5 山《さん》門《もん》の仁王像《ぞう》。（　　）

6 馬《うま》の手綱をとる。（　　）

7 慣《な》れ□《した》しんだ家《いえ》。

8 □《おう》□《ねん》の名《めい》優《ゆう》。

9 違《い》反《はん》者《しゃ》に□《けい》□《こく》を発《はっ》する。

10 □《たま》□《むし》の美《うつく》しい羽《はね》。

11 □《へん》□《れい》の品《しな》を贈《おく》る。

12 緑《みどり》の□《がい》□《ろ》□《じゅ》。

3319問 達成！

月　日

得点　／12

298日の答え ▶ 1.つい 2.しゅうぜん 3.ふるかぶ 4.みょうばん 5.だんぼう 6.たいしゅう 7.着 8.公益 9.枠組 10.土俵 11.夢中 12.南国

301日

政治・経済に関する言葉

——線部は読み方をひらがなで、□は漢字を書きましょう。

3329問達成！

月　日

得点　／10

1 衆参両院《りょういん》

2 社会《しゃかい》福祉制度《せいど》

3 主要国《しゅようこく》首脳会議《かいぎ》

4 公開《こうかい》市《し》場《じょう》操作

5 金本位制《せい》

（　　）

6 選挙《せんきょ》□《こう》□《やく》

7 三権《さんけん》□《ぶん》□《りつ》

8 □《じょう》□《にん》理事国《りじこく》

9 国民《こくみん》□《そう》□《せい》□《さん》

10 □《ぶっ》□《か》の変動《へんどう》

299日の答え ▶ 1. あっこう 2. むちゅう 3. ていとう 4. ごんご 5. といき 6. はがん 7. 要・急 8. 変・化 9. 方正 10. 承転 11. 業・得 12. 同・異

302日

覚えておきたい基本の漢字

――線部は読み方をひらがなで、□は漢字を書きましょう。

1 朝食《ちょうしょく》を軽《かる》く済ます。（　　）

2 遠《とお》くを眺める。（　　）

3 妥当な値《ね》段《だん》だ。（　　）

4 非《ひ》難《なん》の矢面に立《た》つ。（　　）

5 五臓六《ろっ》腑《ぷ》に沁《し》み渡《わた》る。（　　）

6 猛暑の日《ひ》差《ざ》し。（　　）

7 手《て》間《ま》を□《はぶ》く。

8 畑《はたけ》に□□《ひりょう》をまく。

9 美《うつく》しい□□《ゆきやま》。

10 □□《しょめい》運動《うんどう》を行《おこな》う。

11 □□《せっとく》を受《う》け入《い》れる。

12 □□《きょくたん》な考《かんが》え方《かた》。

3341問 達成！

月　日

得点　／12

300日の答え　1. む　2. けんい　3. ばいりつ　4. ひはん　5. におう　6. たづな　7. 親　8. 往年　9. 警告　10. 玉虫　11. 返礼　12. 街路樹

303日

難読語

――線部の読み方をひらがなで書きましょう。

3351問 達成！

月　日

得点　／10

1 見《み》目《め》麗しい人《ひと》。（　　　）

2 夜空《よぞら》に星《ほし》が瞬く。（　　　）

3 地盤《じばん》が脆弱だ。（　　　）

4 鉄道《てつどう》の敷設工事《こうじ》。（　　　）

5 実力《じつりょく》が拮抗する。（　　　）

6 傘下の子会社《こがいしゃ》。（　　　）

7 語彙が豊《ゆた》かだ。（　　　）

8 大袈裟に話《はな》す。（　　　）

9 緻密な手《て》仕事《しごと》。（　　　）

10 無垢な少年《しょうねん》の目《め》。（　　　）

301日の答え ▶ 1.しゅうさん 2.ふくし 3.しゅのう 4.そうさ 5.きんほんい 6.公約 7.分立 8.常任 9.総生産 10.物価

304日

覚えておきたい基本の漢字

――線部は読み方をひらがなで、□は漢字を書きましょう。

3363問 達成！

月　日

得点　／12

1 鷹《たか》が翼を広《ひろ》げる。

2 携帯電話《でんわ》で通話《つうわ》する。

3 しばらく留守にする。

4 王座《おうざ》に君臨する。

5 閣僚の一人《ひとり》となる。

6 肺活量を調《しら》べる。

7 川《かわ》に釣《つ》り糸《いと》を□《た》らす。

8 □□《しょうはい》を決《けっ》する戦《たたか》い。

9 □□《ようしょく》レストラン。

10 □□《ひるい》ない体験《たいけん》をする。

11 経営《けいえい》を□□《かいかく》する。

12 □□□《せんたくし》が多《おお》い。

302日の答え ▶ 1.す 2.なが 3.だとう 4.やおもて 5.ごぞう 6.もうしょ 7.省 8.肥料 9.雪山 10.署名 11.説得 12.極端

305日

日本の文学

——線部は読み方をひらがなで、□は漢字を書きましょう。

3369問 達成！

月　日

得点　／6

1 森《もり》鷗外 …「□《たか》□《せ》舟《ぶね》」（　　）

2 夏《なつ》目《め》漱石 …「□《ぼ》っちゃん」（　　）

3 芥《あくた》川《がわ》龍之介 …「杜《と》子《し》□《しゅん》」（　　）

4 川《かわ》端《ばた》康成 …「□《い》□《ず》の踊《おどり》子《こ》」（　　）

5 島《しま》崎《ざき》藤村 …「□《よ》□《あ》け前《まえ》」（　　）

6 太宰治《おさむ》 …「人間《にんげん》□《しっ》□《かく》」（　　）

303日の答え ▶ 1. うるわ 2. またた 3. ぜいじゃく 4. ふせつ 5. きっこう 6. さんか 7. ごい 8. おおげさ 9. ちみつ 10. むく

306日

部首が分かりにくい漢字

□に漢字を書きましょう。

【部首が「耳」の漢字】

1 見《けん》□《ぶん》を広《ひろ》める。

2 □《せい》火《か》リレー。

【部首が「心」の漢字】

3 □《わく》星《せい》と恒星《こうせい》。

4 部下《ぶか》に□《した》われる。

5 初《はつ》□《こい》の思《おも》い出《で》。

【部首が「巾」の漢字】

6 舞台《ぶたい》の□《まく》開《あ》け。

7 □《き》少《しょう》価値《かち》がある。

8 ローマ□《てい》国《こく》の歴史《れきし》。

9 英会話《えいかいわ》の講《こう》□《し》。

10 □《とこ》夏《なつ》の島《しま》に行《い》く。

3379問 達成！

月　日

得点　／10

304日の答え ▶ 1.つばさ 2.けいたい 3.るす 4.くんりん 5.かくりょう 6.はいかつりょう 7.垂 8.勝敗 9.洋食 10.比類 11.改革 12.選択肢

307日

覚えておきたい基本の漢字

——線部は読み方をひらがなで、□は漢字を書きましょう。

3391問達成！

月　日

得点　／12

1 古紙《こし》をまとめて縛る。（　　）

2 選手《せんしゅ》宣誓の言葉《ことば》。（　　）

3 友人《ゆうじん》の安否を問《と》う。（　　）

4 認識を改《あらた》める。（　　）

5 試合《しあい》で完全《かんぜん》燃焼する。（　　）

6 朝九時《あさくじ》に始業する。（　　）

7 変化《へんか》に□《と》む商品展開《しょうひんてんかい》。

8 仕事《しごと》に□□《ししょう》をきたす。

9 □□《ぼっか》的《てき》で気分《きぶん》がなごむ。

10 □□《さかだ》ちで歩《ある》く。

11 詩《し》を□□《ろうどく》する。

12 □□□《さらいしゅう》まで待《ま》つ。

305日の答え▶ 1．おうがい・高瀬 2．そうせき・坊 3．りゅうのすけ・春 4．やすなり・伊豆 5．とうそん・夜明 6．だざい・失格

308日

クロスワード

漢字の読み方をひらがなで書き、クロスワードを完成させましょう。

3404問達成！

月　日

得点　／13

ヨコのカギ

① 多岐

④ 優勝

⑥ 普通

⑦ 明細

⑨ 儀礼

⑪ 理知

⑬ 裁量

タテのカギ

② 救命

③ 老師

⑤ 審査

⑧ 医療

⑩ 連鎖

⑫ 義理

※小さい字も大きく書きます。

例 切手 きって→きつて

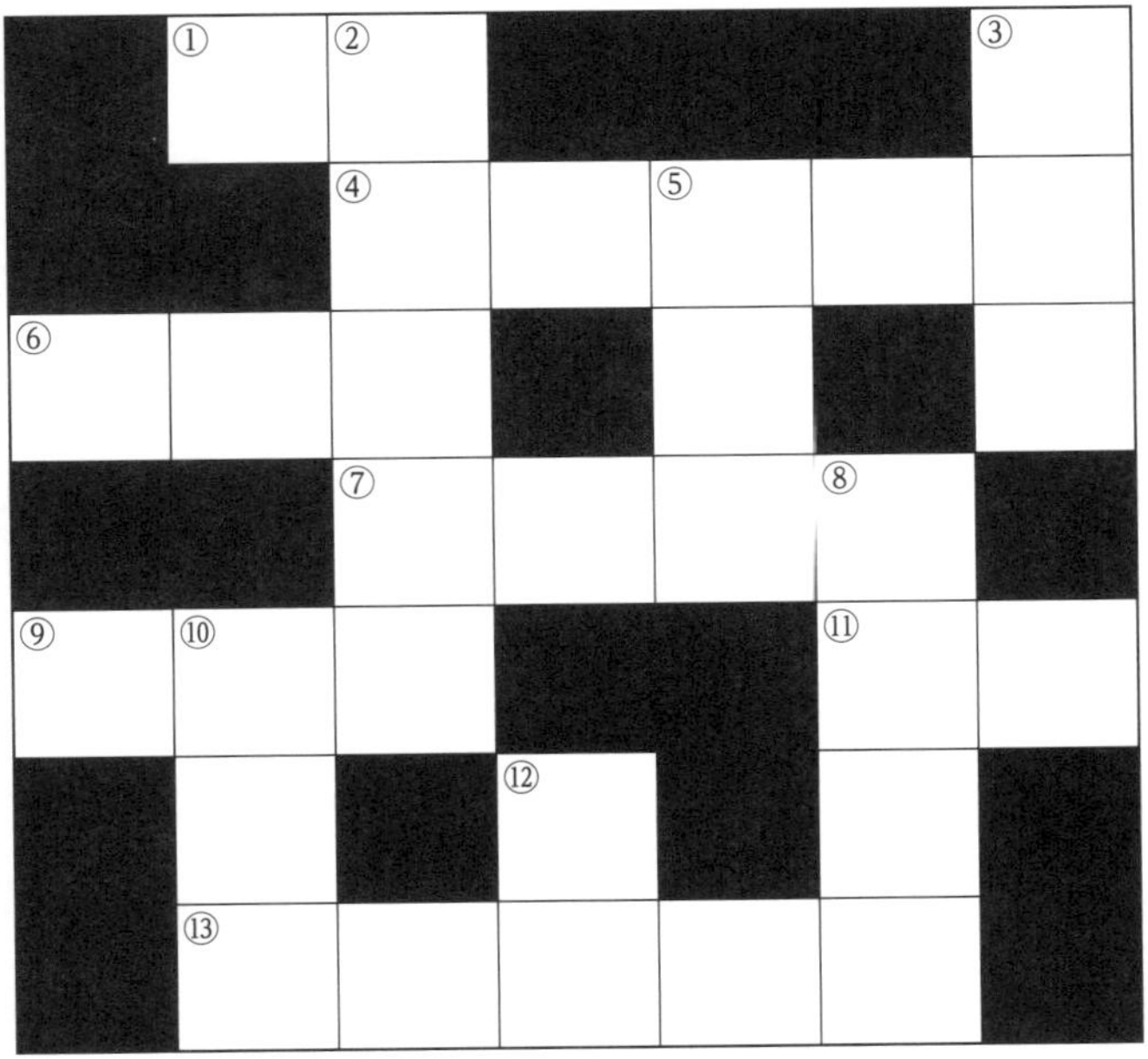

306日の答え ▶ 1.聞 2.聖 3.惑 4.慕 5.恋 6.幕 7.希 8.帝 9.師 10.常

309日

覚えておきたい基本の漢字

——線部は読み方をひらがなで、□は漢字を書きましょう。

3416問達成！

月　日

得点　／12

1 和歌《わか》を詠む。

2 小《こ》まめに洗濯する。

3 班員の意見《いけん》を聞《き》く。

4 巻尺で幅《はば》を測《はか》る。

5 刺激的《てき》な炭酸飲料《たんさんいんりょう》。

6 部屋《へや》を賃貸する。

7 納戸《なんど》に荷物《にもつ》を□《おさ》める。

8 文献《ぶんけん》の□□《きじゅつ》を引用《いんよう》する。

9 避難《ひなん》□□《めいれい》に従《したが》う。

10 □□《きかく》書《しょ》を提出《ていしゅつ》する。

11 □□《ほねみ》を惜《お》しまない。

12 □□□《いっちょうえん》を超《こ》える予算《よさん》。

307日の答え▶ 1. しば 2. せんせい 3. あんぴ 4. にんしき 5. ねんしょう 6. しぎょう 7. 富 8. 支障 9. 牧歌 10. 逆立 11. 朗読 12. 再来週

310日

年中行事

――線部は読み方をひらがなで、□は漢字を書きましょう。

3426問達成！

月　日

得点

／10

1 □《しょう》□《がつ》

2 初詣で

3 □《せつ》□《ぶん》

4 雛祭り

5 端午のせっく

6 七夕

7 お□《ちゅう》□《げん》

8 □《じゅう》□《ご》□《や》

9 お歳暮

10 □《とし》□《こ》し

308日の答え▶ タテ②きゆうめい ③ろうし ⑤しんさ ⑧いりよう ⑩れんさ ⑫ぎり
ヨコ①たき ④ゆうしよう ⑥ふつう ⑦めいさい ⑨ぎれい ⑪りち ⑬さいりよう

311日

覚えておきたい基本の漢字

——線部は読み方をひらがなで、□は漢字を書きましょう。

3438問達成！

月　日

得点　／12

1　便りを待《ま》つ日々《ひび》。（　　）

2　宝石《ほうせき》のついた王冠。（　　）

3　車窓を流《なが》れる景色《けしき》。（　　）

4　湖畔にあるホテル。（　　）

5　申《もう》し出《で》に困惑する。（　　）

6　賛辞《さんじ》に謙遜する。（　　）

7　幅広《はばひろ》い読者《どくしゃ》□《そう》。

8　作業《さぎょう》□《こう》□《りつ》を上《あ》げる。

9　有名《ゆうめい》な戦国《せんごく》□《ぶ》□《しょう》。

10　結果《けっか》を□《ぶん》□《せき》する。

11　一人《ひとり》だけで□《こと》□《た》りる。

12　□《げん》□《すん》□《だい》のパネル。

309日の答え ▶ 1.よ 2.せんたく 3.はんいん 4.まきじゃく 5.しげき 6.ちんたい 7.収 8.記述 9.命令 10.企画 11.骨身 12.一兆円

312日

書き間違えやすい漢字・言葉

□に漢字を書きましょう。

1 □《ゆめ》を叶《かな》える。

2 □《あば》れ馬《うま》を抑《おさ》える。

3 信頼関係《しんらいかんけい》を□《きず》く。

4 □《きび》しい先生《せんせい》。

5 輪《わ》になって□《すわ》る。

6 □《きょう》同《どう》募《ぼ》金《きん》を集《あつ》める。

7 □《き》行文《こうぶん》を書《か》く。

8 堤防《ていぼう》が□《けっ》壊《かい》する。

9 話題《わだい》が□《ちょう》□《ふく》する。

10 □《とく》□《い》料理《りょうり》をふるまう。

3448問達成！

月　日

得点 ／10

310日の答え ▶ 1.正月 2.はつもう 3.節分 4.ひなまつ 5.たんご 6.たなばた 7.中元 8.十五夜 9.せいぼ 10.年越

313日

覚えておきたい基本の漢字

——線部は読み方をひらがなで、□は漢字を書きましょう。

3460問達成！

月　日

得点　／12

1 優れた芸術《げいじゅつ》作品《さくひん》。（　　）

2 栄華を極《きわ》めた者《もの》。（　　）

3 力強《ちからづよ》い打球。（　　）

4 恋慕の情《じょう》を抱《いだ》く。（　　）

5 販売《はんばい》が終了する。（　　）

6 聖誕祭の季《き》節《せつ》。（　　）

7 人《ひと》、□《ぼく》□《せき》にあらず。

8 主君《しゅくん》に□《ちゅう》□《せい》を誓《ちか》う。

9 □《ち》□《ぎょ》を川《かわ》に放《はな》す。

10 □《さん》□《ちょう》から朝日《あさひ》を見《み》る。

11 政治《せいじ》について□《とう》□《ろん》する。

12 美《うつく》しい□《きぬ》□《おり》□《もの》。

311日の答え ▶ 1.たよ 2.おうかん 3.しゃそう 4.こはん 5.こんわく 6.けんそん 7.層 8.効率 9.武将 10.分析 11.事足 12.原寸大

314日

感情を表す言葉

――線部は読み方をひらがなで、□は漢字を書きましょう。

3470問 達成！

月　日

得点　／10

1 秋《あき》はもの寂しい。（　　）

2 呆れて言葉《ことば》を失《うしな》う。（　　）

3 畏敬の念《ねん》を抱《いだ》く。（　　）

4 怒髪天《てん》を衝《つ》く。（　　）

5 人気者《にんきもの》に嫉妬する。（　　）

6 胸《むね》を□《いた》める。

7 ほめられて□《て》れる。

8 胸《むね》が□《たか》□《な》る。

9 □《ひ》□《たん》に暮《く》れる。

10 □《かん》□《げき》して涙《なみだ》を流《なが》す。

312日の答え ▶ 1.夢 2.暴 3.築 4.厳 5.座 6.共 7.紀 8.決 9.重複 10.得意

315日

類義語

□に漢字を書き、類義語の組を完成させましょう。

1　使《し》命《めい》＝□《にん》□《む》

2　釈《しゃく》明《めい》＝□《べん》□《かい》

3　安《あん》全《ぜん》＝□《ぶ》□《じ》

4　遺《い》品《ひん》＝□《かた》□《み》

5　合《がっ》点《てん》＝□《なっ》□《とく》

6　出《しゅっ》版《ぱん》＝□《かん》□《こう》

7　欠《けっ》点《てん》＝□《たん》□《しょ》

8　理《り》由《ゆう》＝□《げん》□《いん》

9　手《しゅ》腕《わん》＝□《ぎ》□《りょう》

10　気《き》質《しつ》＝□《せい》□《かく》

11　同《どう》意《い》＝□《さん》□《せい》

12　発《はっ》達《たつ》＝□《しん》□《ぽ》

3482問達成！

月　日

得点　／12

313日の答え▶ 1. すぐ 2. えいが 3. だきゅう 4. れんぼ 5. しゅうりょう 6. せいたんさい 7. 木石 8. 忠誠 9. 稚魚 10. 山頂 11. 討論 12. 絹織物

316日

覚えておきたい基本の漢字

——線部は読み方をひらがなで、□は漢字を書きましょう。

3494問達成！

月　日

得点　／12

1 勝利《しょうり》の美酒《びしゅ》に**酔**う。（　　）

2 **年季**の入《はい》った道具《どうぐ》。（　　）

3 リーダーに**推薦**される。（　　）

4 **養蚕**業《ぎょう》を営《いとな》む。（　　）

5 お茶《ちゃ》の**作法**。（　　）

6 **微調整**を加《くわ》える。（　　）

7 □《ひさ》しぶりに会《あ》う。

8 □《せい》□《じゅん》で冷《つめ》たい水《みず》。

9 □《てつ》□《がく》の勉強《べんきょう》をする。

10 施《し》設《せつ》を□《し》□《さつ》する。

11 □《き》□《せん》に乗《の》り込《こ》む。

12 □《ちょく》□《りつ》不動《ふどう》の姿勢《しせい》。

314日の答え ▶ 1.さび 2.あき 3.いけい 4.どはつ 5.しっと 6.痛 7.照 8.高鳴 9.悲嘆 10.感激

317日

郷土料理（西日本編）

――線部は読み方をひらがなで、□は漢字を書きましょう。

1 いかの□《くろ》□《づく》り（富山《とやま》）

2 栗きんとん（岐阜《ぎふ》）（　　）

3 奈良《なら》□《づ》け（奈良《なら》）

4 明石焼《や》き（兵庫《ひょうご》）（　　）

5 □《はこ》寿《ず》司《し》（島根《しまね》）

6 □《いわ》□《くに》寿《ず》司《し》（山口《やまぐち》）

7 讃岐うどん（香川《かがわ》）（　　）

8 そば米《ごめ》雑炊（徳島《とくしま》）（　　）

9 □《さら》うどん（長崎《ながさき》）

10 鶏飯（鹿児島《かごしま》）（　　）

3504問達成！

月　日

得点　／10

315日の答え ▶ 1．任務 2．弁解 3．無事 4形見 5．納得 6．刊行 7．短所 8．原因 9．技量 10．性格 11．賛成 12．進歩

318日

覚えておきたい基本の漢字

——線部は読み方をひらがなで、□は漢字を書きましょう。

3516問達成！

月　日

得点　／12

1 計画《けいかく》を公にする。（　　）

2 購買部《ぶ》に立《た》ち寄《よ》る。（　　）

3 寝相がいい。（　　）

4 普段通《どお》りの態度《たいど》。（　　）

5 忘我の境地《きょうち》にある。（　　）

6 庁舎を建《た》て替《か》える。（　　）

7 □《もと》を正《ただ》せば私《わたし》が悪《わる》い。

8 鉛筆《えんぴつ》の□《しん》。

9 □《そう》□《だい》なストーリー。

10 けんかの□《ちゅう》□《さい》。

11 □《いち》□《がん》となって取《と》り組《く》む。

12 □《かん》□《らん》□《しゃ》に乗《の》る。

316日の答え ▶ 1. よ　2. ねんき　3. すいせん　4. ようさん　5. さほう　6. びちょうせい　7. 久　8. 清純　9. 哲学　10. 視察　11. 汽船　12. 直立

319日

同訓異字

□に漢字を書きましょう。

1 身長《しんちょう》が□《の》びる。

2 会議《かいぎ》の時間《じかん》が□《の》びる。

3 法《ほう》の□《もと》の平等《びょうどう》。

4 火《ひ》の□《もと》に注意《ちゅうい》する。

5 資料《しりょう》を□《もと》に作成《さくせい》する。

6 しばらく酒《さけ》を□《た》つ。

7 座席《ざせき》を□《た》つ。

8 連絡《れんらく》を□《た》つ。

9 はさみで布《ぬの》を□《た》つ。

10 新《あたら》しいビルが□《た》つ。

3526問達成！

月　日

得点　／10

317日の答え ▶ 1. 黒作 2. くり 3. 漬 4. あかし 5. 箱
6. 岩国 7. さぬき 8. ぞうすい 9. 皿 10. けいはん

320日

慣用句

―線部は読み方をひらがなで、□は漢字を書きましょう。

3538問達成！

月　日

得点　／12

1 隅に置《お》けない（　　）

2 爪《つめ》を研ぐ（　　）

3 一肌脱《ぬ》ぐ（　　）

4 しのぎを削る（　　）

5 尻に火《ひ》がつく（　　）

6 二《に》足《そく》の草鞋を履《は》く（　　）

7 腹《はら》も□《み》の内《うち》

8 □《くび》を長《なが》くする

9 □《はな》をもたせる

10 □《め》□《ぼし》をつける

11 口《くち》が□《へ》らない

12 さじを□《な》げる

318日の答え▶ 1. おおやけ 2. こうばい 3. ねぞう 4. ふだん 5. ぼうが 6. ちょうしゃ 7. 本（元）8. 芯 9. 壮大 10. 仲裁 11. 一丸 12. 観覧車

321日

覚えておきたい基本の漢字

――線部は読み方をひらがなで、□は漢字を書きましょう。

1 淡い初恋《はつこい》。（　　）

2 覚悟を決《き》める。（　　）

3 ルール上《じょう》の束縛。（　　）

4 古代《こだい》ローマの聖域。（　　）

5 私塾を開《ひら》く。（　　）

6 欧州を旅《たび》する。（　　）

7 計画《けいかく》を□《ね》る。

8 飛行機《ひこうき》の□《も》□《けい》を作《つく》る。

9 運転《うんてん》□《めん》□《きょ》を取得《しゅとく》する。

10 宴会《えんかい》の□《よ》□《きょう》。

11 □《えん》□《ぶん》を控《ひか》える。

12 □《さい》□《ぜん》の方法《ほうほう》を考《かんが》える。

3550問達成！

月　日

得点　／12

319日の答え ▶ 1.伸 2.延 3.下 4.元 5.基 6.断 7.立 8.絶 9.裁 10.建

322日

音読みと訓読み

——線部の読み方をひらがなで書きましょう。

3562問 達成！

月　日

得点　／12

1　真剣《けん》な眼差《まなざ》し。

2　話《はなし》を真に受《う》ける。

3　品のある着《き》こなし。

4　注文《ちゅうもん》の品が届《とど》く。

5　天を仰《あお》ぐ。

6　天の川《がわ》を見上《みあ》げる。

7　バスが停《てい》車する。

8　車で出《で》かける。

9　名《めい》所を散策《さんさく》する。

10　所により晴《は》れる。

11　三《さん》種の神器《じんぎ》。

12　ひまわりの種。

320日の答え▶ 1.すみ 2.と 3.ひとはだ 4.けず 5.しり 6.わらじ 7.身 8.首 9.花 10.目星 11.減 12.投

323日

覚えておきたい基本の漢字

――線部は読み方をひらがなで、□は漢字を書きましょう。

1 重責《じゅうせき》を担う。（　　）

2 資金《しきん》が欠乏する。（　　）

3 本棚を組《く》み立《た》てる。（　　）

4 旧聞に属《ぞく》する。（　　）

5 設備《せつび》を撤去する。（　　）

6 秘密裏に進《すす》める。（　　）

7 □《おく》を超《こ》える金額《きんがく》。

8 □《おや》□《ゆび》姫《ひめ》の物語《ものがたり》。

9 □《じゅ》□《よう》がある製品《せいひん》。

10 夏《なつ》でも涼《すず》しい□《ふう》□《けつ》。

11 □《とく》□《ちょう》的《てき》な建物《たてもの》。

12 誰《だれ》でも□《かん》□《たん》にできる。

3574問達成！

月　日

得点　／12

321日の答え ▶ 1．あわ 2．かくご 3．そくばく 4．せいいき 5．しじゅく 6．おうしゅう 7．練 8．模型 9．免許 10．余興 11．塩分 12．最善

324日

東海道五十三次より

――線部は読み方をひらがなで、□は漢字を書きましょう。

1 桑名宿《しゅく》（　　）

2 □《よっ》□《か》□《いち》宿《しゅく》

3 石《いし》薬師宿《しゅく》（　　）

4 庄野宿《しゅく》（　　）

5 □《かめ》□《やま》宿《しゅく》

6 関宿《しゅく》（　　）

7 □《さか》□《した》宿《しゅく》

8 □《みな》□《くち》宿《しゅく》

9 □《くさ》□《つ》宿《しゅく》

10 三条大橋《おおはし》（　　）

3584問達成！

月　日

得点　/10

322日の答え ▶ 1.しん 2.ま 3.ひん 4.しな 5.てん 6.あま 7.しゃ 8.くるま 9.しょ 10.ところ 11.しゅ 12.たね

325日

覚えておきたい基本の漢字

——線部は読み方をひらがなで、□は漢字を書きましょう。

3596問達成！

月　日

得点　／12

1 健やかに育《そだ》つ。（　　）

2 無《な》くて七癖。（　　）

3 名前《なまえ》を連呼する。（　　）

4 春秋に富《と》む。（　　）

5 身分証《みぶんしょう》を紛失した。（　　）

6 郷土誌を編纂《へんさん》する。（　　）

7 子《こ》どもが□《かろ》やかに踊《おど》る。

8 □《う》□《もう》布団《ぶとん》で寝《ね》る。

9 ニュースは□《ご》□《ほう》だった。

10 ジュースを□《し》□《いん》する。

11 □《と》□《ちゅう》から参加《さんか》する。

12 □《こ》□《よう》制度《せいど》の見直《みなお》し。

323日の答え▶ 1.にな 2.けつぼう 3.ほんだな 4.きゅうぶん 5.てっきょ 6.ひみつり 7.億 8.親指 9.需要 10.風穴 11.特徴 12.簡単

326日

読み間違えやすい漢字・言葉

――線部の読み方をひらがなで書きましょう。

1 諸《もろ》刃《は》の**剣**といえる。（　　　）

2 **至極**当然《とうぜん》のことだ。（　　　）

3 **代替**案《あん》を提言《ていげん》する。（　　　）

4 漢詩《かんし》を**素読**する。（　　　）

5 料理《りょうり》に**舌鼓**を打《う》つ。（　　　）

6 **遊説**の旅《たび》に出《で》る。（　　　）

7 **荘厳**な式典《しきてん》。（　　　）

8 **漸次**快復《かいふく》する。（　　　）

9 悪《あく》の**巣窟**となる。（　　　）

10 仕事《しごと》が**一段落**した。（　　　）

3606問達成！

月　日

得点　／10

324日の答え ▶ 1.くわな 2.四日市 3.やくし 4.しょうの 5.亀山 6.せき 7.坂下 8.水口 9.草津 10.さんじょう

327日

日本の三大河川・三大史跡

——線部は読み方をひらがなで、□は漢字を書きましょう。

3612問達成！

月　日

得点　／6

【三大河川】

1　信濃川《がわ》…□《じょう》□《りゅう》では「千曲川《ちくまがわ》」

（　　）

2　利根川《がわ》…首都圏《しゅとけん》の□《すい》□《げん》

（　　）

3　石狩川《がわ》…北海道《ほっかいどう》□《い》□《さん》の一《ひと》つ

（　　）

【三大史跡】

4　平城宮跡《きゅうあと》…□《な》□《ら》時代《じだい》の内裏跡《だいりあと》

（　　）

5　大宰府跡《あと》…九州《きゅうしゅう》におかれた□《やく》□《しょ》跡《あと》

（　　）

6　多賀城跡《じょうあと》…□《とう》□《ほく》地方《ちほう》の政庁跡《せいちょうあと》

（　　）

325日の答え▶ 1．すこ 2．ななくせ 3．れんこ 4．しゅんじゅう 5．ふんしつ 6．きょうどし 7．軽 8．羽毛 9．誤報 10．試飲 11．途中 12．雇用

328日

覚えておきたい基本の漢字

――線部は読み方をひらがなで、□は漢字を書きましょう。

3624問達成！

月　日

得点　／12

1　森《もり》の中《なか》の社。（　　）

2　厳かな雰《ふん》囲《い》気《き》。（　　）

3　因習を打《う》ち破《やぶ》る。（　　）

4　古典《こてん》の評釈本《ぼん》。（　　）

5　露店を見《み》て回《まわ》る。（　　）

6　守備を固《かた》める。（　　）

7　□《つま》と買《か》い物《もの》をする。

8　□《ほう》□《が》を好《この》んで観《み》る。

9　□《にゅう》□《し》が抜《ぬ》ける。

10　□《しょう》□《たい》券《けん》をもらう。

11　鳥類《ちょうるい》の□《ぶん》□《ぷ》図《ず》。

12　業務《ぎょうむ》を□《い》□《たく》する。

326日の答え ▶ 1.つるぎ 2.しごく 3.だいたい 4.そどく 5.したつづみ 6.ゆうぜい 7.そうごん 8.ぜんじ 9.そうくつ 10.いちだんらく

329日

四字熟語

――線部は読み方をひらがなで、□は漢字を書きましょう。

3636問達成！

月　日

得点　／12

1 立身出世《しゅっせ》

2 用《よう》意《い》周到

3 一触即発《そくはつ》

4 大胆不《ふ》敵《てき》

5 一喜《いっき》一憂

6 天罰覿面《てきめん》

7 勧《かん》□《ぜん》懲《ちょう》□《あく》

8 生《せい》生《せい》□《る》□《てん》

9 適《てき》□《ざい》適《てき》□《しょ》

10 □《わ》□《よう》折衷《せっちゅう》

11 弱《じゃく》□《にく》強《きょう》□《しょく》

12 全《ぜん》□《ち》全《ぜん》□《のう》

327日の答え▶ 1．しなの・上流 2．とね・水源 3．いしかり・遺産 4．へいじょう・奈良 5．だざいふ・役所 6．たが・東北

330日

覚えておきたい基本の漢字

——線部は読み方をひらがなで、□は漢字を書きましょう。

3648問達成！

月　日

得点　／12

1 王《おう》の命令《めいれい》に背く。

2 飼《か》い犬《いぬ》に餌をやる。

3 幻想的《てき》な風景《ふうけい》。

4 手《て》乗《の》りの文鳥。

5 力《ちから》の均衡を保《たも》つ。

6 開業届を提出《ていしゅつ》する。

7 忠告《ちゅうこく》を□《あた》える。

8 □《き》□《かい》体操《たいそう》の選手《せんしゅ》。

9 アラームを□《かい》□《じょ》する。

10 他社《たしゃ》と□《けい》□《やく》を結《むす》ぶ。

11 チラシを□《いん》□《さつ》する。

12 酸性《さんせい》の□《すい》□《よう》□《えき》。

328日の答え ▶ 1. やしろ 2. おごそ 3. いんしゅう 4. ひょうしゃく 5. ろてん 6. しゅび 7. 妻 8. 邦画 9. 乳歯 10. 招待 11. 分布 12. 委託

331日

難読語

——線部の読み方をひらがなで書きましょう。

3658問達成！

月　日

得点　／10

1 糸《いと》を紡ぐ。（　　）

2 反旗《はんき》を翻す。（　　）

3 疲労《ひろう》困憊する。（　　）

4 証拠《しょうこ》を捏造する。（　　）

5 貴族《きぞく》の末裔。（　　）

6 熾烈な戦《たたか》い。（　　）

7 生憎の雨模様《あめもよう》だ。（　　）

8 驚愕の真実《しんじつ》。（　　）

9 躊躇なく走《はし》り出《だ》す。（　　）

10 陳腐なせりふだ。（　　）

329日の答え ▶ 1.りっしん 2.しゅうとう 3.いっしょく 4.だいたん 5.いちゆう 6.てんばつ 7.善・悪 8.流転 9.材・所 10.和洋 11.肉・食 12.知・能

332日

覚えておきたい基本の漢字

——線部は読み方をひらがなで、□は漢字を書きましょう。

3670問 達成！

月　日

得点　／12

1 全権《ぜんけん》を委ねる。（　　）

2 次第に夜《よ》が明《あ》ける。（　　）

3 受賞《じゅしょう》に感泣する。（　　）

4 斬新な考《かんが》え。（　　）

5 各で工夫《くふう》を凝《こ》らす。（　　）

6 桃源郷を夢見《ゆめみ》る。（　　）

7 事実《じじつ》を□《かく》す。

8 □《ゆう》□《びん》切手《きって》を買《か》う。

9 □《どう》□《めい》を結《むす》ぶ。

10 □《けん》□《きゅう》熱心《ねっしん》な学者《がくしゃ》。

11 バッテリー□《ない》□《ぞう》。

12 □《りょう》□《てい》で会食《かいしょく》する。

330日の答え ▶ 1. そむ 2. えさ 3. げんそう 4. ぶんちょう 5. きんこう 6. かいぎょうとどけ 7. 与 8. 器械 9. 解除 10. 契約 11. 印刷 12. 水溶液

333日

古文に関する言葉

—線部の読み方をひらがなで書きましょう。

3680問達成！

月　日

得点　／10

1 几帳

2 御簾

3 脇息

4 内裏

5 十二単

6 烏帽子

7 防人

8 中宮

9 大納言

10 寝殿造《づくり》

331日の答え▶ 1.つむ 2.ひるがえ 3.こんぱい 4.ねつぞう 5.まつえい 6.しれつ 7.あいにく 8.きょうがく 9.ちゅうちょ 10.ちんぷ

334日

送り仮名

〔　〕に漢字と送り仮名を書きましょう。

3690問達成！

月　日

得点　／10

1 サラダに塩《しお》を〔　〕《くわえる》。

2 〔　〕《くわしく》説明《せつめい》する。

3 情報《じょうほう》を〔　〕《あやつる》。

4 山々《やまやま》が〔　〕《つらなる》。

5 精密《せいみつ》機器《きき》を〔　〕《あつかう》。

6 進行《しんこう》を〔　〕《さまたげる》。

7 子《こ》を〔　〕《さずかる》。

8 〔　〕《いさぎよい》態度《たいど》だ。

9 〔　〕《まぎらわしい》表現《ひょうげん》。

10 上司《じょうし》の機嫌《きげん》を〔　〕《そこなう》。

332日の答え▶ 1. ゆだ 2. しだい 3. かんきゅう 4. ざんしん 5. おのおの 6. とうげんきょう 7. 隠 8. 郵便 9. 同盟 10. 研究 11. 内蔵 12. 料亭

335日

覚えておきたい基本の漢字

——線部は読み方をひらがなで、□は漢字を書きましょう。

3702問達成！

月　日

得点　／12

1 試合前《しあいまえ》に験を担《かつ》ぐ。（　　）

2 ジャズに心酔する。（　　）

3 空《そら》を浮遊する風船《ふうせん》。（　　）

4 疑義を差《さ》し挟《はさ》む。（　　）

5 家具《かぐ》を配置する。（　　）

6 極彩色の絵画《かいが》。（　　）

7 □《はい》から息《いき》を吐《は》き出《だ》す。

8 □《じゅく》□《せい》されたワイン。

9 手指《てゆび》の□《しょう》□《どく》。

10 円《えん》の□《がい》□《けい》を求《もと》める。

11 □《しゅ》□《じゅ》な方法《ほうほう》がある。

12 番組《ばんぐみ》の司会《しかい》を□《こう》□《ばん》する。

333日の答え▶ 1.きちょう 2.みす 3.きょうそく 4.だいり 5.じゅうにひとえ 6.えぼし 7.さきもり 8.ちゅうぐう 9.だいなごん 10.しんでん

336日

漢字しりとり

漢字の読みでしりとりになるように、それぞれ下の□から漢字を選んで□に書きましょう。

1	2	3	4	5	6
兄	□	母	□	□	□
↓	↓	↓	↓	↓	↓
□	馬	□	□	□	□
↓	↓	↓	↓	↓	↓
島	□	□	絹	略	□
↓	↓	↓	↓	↓	↓
□	類	□	□	□	楽
↓	↓	↓	↓	↓	↓
次	□	内	□	□	□
↓	↓	↓	↓	↓	↓
□	湖	□	老	□	□
松・銀・西	丸・包・泉	卵・腸・号・旗	敵・縦・城・主	後・雲・黒・鳥・録	車・裏・氷・孫・両

3708問達成！

月　日

得点　/6

334日の答え ▶ 1. 加える 2. 詳しく 3. 操る 4. 連なる 5. 扱う 6. 妨げる 7. 授かる 8. 潔い 9. 紛らわしい 10. 損なう

337日

覚えておきたい基本の漢字

――線部は読み方をひらがなで、□は漢字を書きましょう。

3720問達成！

月　日

得点　／12

1　鮮やかな緑《みどり》の石《いし》。

2　明朗快活《かいかつ》な人。

3　竹《たけ》でできた割箸。

4　筋金入《い》りのファン。

5　老朽化《か》したビル。

6　チームの紅一点。

7　流《なが》れ星《ぼし》に□《いの》る。

8　広《ひろ》く□《もん》□《こ》を開《ひら》く。

9　□《ど》□《りょく》が報《むく》われる。

10　まず試《ため》すのが□《とく》□《さく》だ。

11　細胞《さいぼう》□《ぶん》□《れつ》する生《い》き物《もの》。

12　橋《はし》げたを□《ほ》□《きょう》する。

335日の答え ▶ 1．げん　2．しんすい　3．ふゆう　4．ぎぎ　5．はいち　6．ごくさいしき　7．肺　8．熟成　9．消毒　10．外径　11．種々（種種）12．降板

338日

対義語

□に漢字を書き、対義語の組を完成させましょう。

1 観《かん》察《さつ》 ⇕ □《じっ》□《けん》

2 他《た》人《にん》 ⇕ □《み》□《うち》

3 運《うん》動《どう》 ⇕ □《せい》□《し》

4 地《じ》味《み》 ⇕ □《は》□《で》

5 早《そう》熟《じゅく》 ⇕ □《ばん》□《せい》

6 勝《しょう》利《り》 ⇕ □《はい》□《ぼく》

7 低《てい》下《か》 ⇕ □《こう》□《じょう》

8 往《おう》復《ふく》 ⇕ □《かた》□《みち》

9 原《げん》則《そく》 ⇕ □《れい》□《がい》

10 過《か》失《しつ》 ⇕ □《こ》□《い》

11 冒《ぼう》頭《とう》 ⇕ □《まつ》□《び》

12 特《とく》殊《しゅ》 ⇕ □《いっ》□《ぱん》

3732問達成！

月　日

得点　／12

336日の答え▶ 1.西、松、銀 2.包、丸、泉 3.旗、卵、号、腸 4.縦、敵、主、城 5.後、鳥、黒、録、雲 6.氷、両、裏、車、孫

339日

人生の節目の行事・出来事

――線部は読み方をひらがなで、□は漢字を書きましょう。

1 お□《みや》□《まい》り

2 □《しち》□《ご》□《さん》

3 □《にゅう》□《がく》

4 □《そつ》□《ぎょう》

5 □《せい》□《じん》□《しき》

6 □《しゅう》□《しょく》

7 □《けっ》□《こん》

8 還暦（　　）

9 古希（　　）

10 米寿（　　）

3742問 達成！

月　日

得点　／10

337日の答え ▶ 1. あざ 2. めいろう 3. わりばし 4. すじがね 5. ろうきゅう 6. こういってん 7. 祈 8. 門戸 9. 努力 10. 得策 11. 分裂 12. 補強

340日

覚えておきたい基本の漢字

――線部は読み方をひらがなで、□は漢字を書きましょう。

1 運勢《うんせい》を占う。（　　　）

2 チームを移籍する。（　　　）

3 短冊に俳句《はいく》を書《か》く。（　　　）

4 画数の多《おお》い漢字《かんじ》。（　　　）

5 集《あつ》まって談笑する。（　　　）

6 傾向《けいこう》が顕著に表《あらわ》れる。（　　　）

7 真相《しんそう》を□《さぐ》る。

8 □《わらべ》□《うた》が聞《き》こえる。

9 □《にち》□《よう》定休《ていきゅう》の店《みせ》。

10 □《らん》□《おう》は栄養豊富《えいようほうふ》だ。

11 データを□《ちく》□《せき》する。

12 □《りょ》□《じょう》を味《あじ》わう。

3754問達成！

月　日

得点　／12

338日の答え▶ 1.実験 2.身内 3.静止 4.派手 5.晩成 6.敗北 7.向上 8.片道 9.例外 10.故意 11.末尾 12.一般

341日

同音異義語

□に漢字を書きましょう。

1 □《ゆう》□《しゅう》な人材《じんざい》。

2 □《ゆう》□《しゅう》の美《び》を飾《かざ》る。

3 相手《あいて》の□《けん》□《とう》を称《たた》える。

4 とんだ□《けん》□《とう》違《ちが》いだ。

5 問題点《もんだいてん》を□《けん》□《とう》する。

6 親《おや》の□《かん》□《しょう》を受《う》ける。

7 □《かん》□《しょう》的《てき》な気分《きぶん》。

8 名画《めいが》を□《かん》□《しょう》する。

9 庭《にわ》の花《はな》を□《かん》□《しょう》する。

10 試合《しあい》で□《かん》□《しょう》する。

3764問 達成！

月　日

得点 ／10

339日の答え▶ 1．宮参 2．七五三 3．入学 4．卒業 5．成人式 6．就職 7．結婚 8．かんれき 9．こき 10．べいじゅ

342日

覚えておきたい基本の漢字

——線部は読み方をひらがなで、□は漢字を書きましょう。

3776問達成！

月　日

得点　／12

1 斜め後《うし》ろの席《せき》。（　　）

2 石器時代《じだい》の地層《ちそう》。（　　）

3 上着《うわぎ》の寸法を測《はか》る。（　　）

4 寺《てら》で座禅を組《く》む。（　　）

5 無粋な物言《ものい》いだ。（　　）

6 殺風景な部屋《へや》。（　　）

7 成功《せいこう》を□《ねが》う。

8 水《みず》を□□《じょうりゅう》する。

9 □□《ようしょう》期《き》の思《おも》い出《で》。

10 ラジオの□□《じっきょう》中継《ちゅうけい》。

11 権力《けんりょく》が□□《へいりつ》する。

12 城《しろ》の□□□《てんしゅかく》に登《のぼ》る。

340日の答え ▶ 1．うらな 2．いせき 3．たんざく 4．かくすう 5．だんしょう 6．けんちょ 7．探 8．童歌 9．日曜 10．卵黄 11．蓄積 12．旅情

343日

環境に関する言葉

――線部は読み方をひらがなで、□は漢字を書きましょう。

3786問 達成！

月　日

得点　／10

1 臭気対策《たいさく》

2 土壌汚染《おせん》

3 海岸《かいがん》侵食

4 地球《ちきゅう》温暖化

5 絶滅危惧種《しゅ》

6 □《すい》□《しつ》問題《もんだい》

7 公害《こうがい》□《ぼう》□《し》

8 □《そう》□《おん》対策《たいさく》

9 オゾン層《そう》□《ほ》□《ご》

10 □《さん》□《せい》□《う》

341日の答え▶ 1.優秀 2.有終 3.健闘 4.見当 5.検討 6.干渉 7.感傷 8.鑑賞 9.観賞 10.完勝

344日

覚えておきたい基本の漢字

——線部は読み方をひらがなで、□は漢字を書きましょう。

1 曲《ま》がったことを嫌う。（　　）

2 扇子で風《かぜ》を送《おく》る。（　　）

3 中庭《なかにわ》を囲《かこ》む回廊。（　　）

4 長年《ながねん》の知己を頼《たよ》る。（　　）

5 吟味した贈《おく》り物《もの》。（　　）

6 支払《しはら》い伝票。（　　）

7 全《すべ》ての命《いのち》を□《とうと》ぶ。

8 □《と》□《とう》を組《く》んで戦《たたか》う。

9 明晰《めいせき》な□《ず》□《のう》の持《も》ち主《ぬし》。

10 穏《おだ》やかな□《なみ》□《う》ち際《ぎわ》。

11 □《へん》□《かく》の時期《じき》が近《ちか》づく。

12 重要文書《じゅうようぶんしょ》を□《ふう》□《いん》する。

3798問達成！

月　日

得点　／12

342日の答え ▶ 1.なな 2.せっき 3.すんぽう 4.ざぜん 5.ぶすい 6.さっぷうけい 7.願 8.蒸留 9.幼少 10.実況 11.並立 12.天守閣

345日

似ている漢字

□に漢字を書きましょう。

1 海《うみ》で□《かい》がらを拾《ひろ》う。

2 外国《がいこく》の金《きん》□《か》を集《あつ》める。

3 □《ちん》金《ぎん》が支払《しはら》われる。

4 □《し》格試験《かくしけん》に合格《ごうかく》する。

5 支出《ししゅつ》の□《ひ》目《もく》を確《たし》かめる。

6 売《ばい》□《ばい》契約《けいやく》を結《むす》ぶ。

7 □《ふ》担《たん》を減《へ》らす。

8 上《じょう》□《しつ》な布地《ぬのじ》。

9 企業《きぎょう》の協《きょう》□《さん》を得《え》る。

10 □《ぼう》易会社《えきがいしゃ》で働《はたら》く。

3808問 達成！

月 日

得点 ／10

343日の答え▶ 1. しゅうき 2. どじょう 3. しんしょく 4. おんだんか 5. ぜつめつきぐ 6. 水質 7. 防止 8. 騒音 9. 保護 10. 酸性雨

346日

覚えておきたい基本の漢字

——線部は読み方をひらがなで、□は漢字を書きましょう。

3820問 達成！

月　日

得点　／12

1　歌声《うたごえ》が響く。（　　）

2　パスポートの申請。（　　）

3　腕《うで》のいい獣医。（　　）

4　慈悲の心《こころ》を忘《わす》れない。（　　）

5　警棒を携行《けいこう》する。（　　）

6　億万長者《ちょうじゃ》を夢《ゆめ》見《み》る。（　　）

7　大陸《たいりく》を□《たて》に流《なが》れる川《かわ》。

8　家《いえ》を□《ぞう》□《ちく》する。

9　思《おも》わぬ□《ふく》□《へい》がいた。

10　イギリスを□《さい》□《ほう》する。

11　環境《かんきょう》に□《てき》□《おう》する。

12　□《ねん》□《が》□《じょう》を送《おく》る。

344日の答え▶ 1. きら 2. せんす 3. かいろう 4. ちき 5. ぎんみ 6. でんぴょう 7. 尊（貴）8. 徒党 9. 頭脳 10. 波打 11. 変革 12. 封印

故事成語

――線部は読み方をひらがなで、□は漢字を書きましょう。

3832問達成！

月　日

得点　／12

1 杞憂

2 推敲

3 登竜門

4 出藍《しゅつらん》の誉れ

5 覆水盆《ぼん》に返《かえ》らず

6 呉越《ごえつ》同舟

7 三顧《さんこ》の□《れい》

8 蛍雪《けいせつ》の□《こう》

9 悪事《あくじ》□《せん》□《り》を走《はし》る

10 木《き》に縁《よ》りて□《うお》を求《もと》む

11 □《じん》□《こう》に膾炙《かいしゃ》する

12 鼎《かなえ》の□《けい》□《ちょう》を問《と》う

345日の答え ▶ 1.貝 2.貨 3.賃 4.資 5.費 6.買 7.負 8.質 9.賛 10.貿

348日

覚えておきたい基本の漢字

――線部は読み方をひらがなで、□は漢字を書きましょう。

3844問 達成！

月　日

得点　／12

1 善い行《おこな》いをする。

2 研修を受《う》ける。

3 壁《かべ》の隙間を埋《う》める。

4 池《いけ》の波紋。

5 きれいな模様の布《ぬの》。

6 家《いえ》の基礎工事《こうじ》。

7 □《かいこ》が繭《まゆ》をつくる。

8 □《れい》□《か》・暖冬《だんとう》の年《とし》。

9 □《しん》□《ぞう》の鼓動《こどう》。

10 □《か》□《じょう》書《が》きでまとめる。

11 過《す》ごしやすい□《てん》□《こう》。

12 □《きゅう》□《ご》□《はん》のテント。

346日の答え ▶ 1.ひび 2.しんせい 3.じゅうい 4.じひ 5.けいぼう 6.おくまん 7.縦 8.増築 9.伏兵 10.再訪 11.適応 12.年賀状

349日

さまざまな職業

——線部は読み方をひらがなで、□は漢字を書きましょう。

3854問 達成！

月　日

得点　／10

1　司書

2　介護士《し》

3　整備士《し》

4　警察官《かん》

5　歯科衛生士《し》

6　□《さっ》□《か》

7　□《い》□《し》

8　□《しょう》□《ぼう》士《し》

9　□《がく》□《げい》員《いん》

10　□《しん》□《ぶん》□《き》□《しゃ》

347日の答え▶ 1. きゆう 2. すいこう 3. とうりゅうもん 4. ほま 5. ふくすい 6. どうしゅう 7. 礼 8. 功 9. 千里 10. 魚 11. 人口 12. 軽重

350日

特別な読み方の言葉

——線部の読み方をひらがなで書きましょう。

3864問 達成！

月　日

得点　／10

1　青々《あおあお》とした早苗。

2　花《はな》見《み》に良《よ》い日和。

3　五月晴《ば》れの空《そら》。

4　老舗の名店《めいてん》。

5　固唾をのむ。

6　時雨が降《ふ》り出《だ》した。

7　紅葉狩《が》りを楽《たの》しむ。

8　最寄りの駅《えき》。

9　結婚式《けっこんしき》の仲人。

10　意気地がない。

348日の答え ▶ 1. よ　2. けんしゅう　3. すきま　4. はもん　5. もよう　6. きそ　7. 蚕　8. 冷夏　9. 心臓　10. 箇条　11. 天候　12. 救護班

351日

覚えておきたい基本の漢字

——線部は読み方をひらがなで、□は漢字を書きましょう。

3876問 達成！

月　日

得点　／12

1 電車《でんしゃ》が**遅**れる。（　　）

2 ピアノの**旋律**。（　　）

3 **男爵**いもを買《か》う。（　　）

4 大理石《だいりせき》の**彫刻**。（　　）

5 **相変**わらず元気《げんき》だ。（　　）

6 **貴賓席**を用意《ようい》する。（　　）

7 才能《さいのう》を□《みと》められる。

8 玄関《げんかん》の□□《ひょうさつ》。

9 ファンが□□《さっとう》する。

10 □□《こくもつ》を育《そだ》てる。

11 □□《ひかく》三原則《さんげんそく》。

12 □□□《ちよがみ》を折《お》る。

349日の答え ▶ 1．ししょ 2．かいご 3．せいび 4．けいさつ 5．しかえいせい 6．作家 7．医師 8．消防 9．学芸 10．新聞記者

352日

同訓異字

□に漢字を書きましょう。

1 定規《じょうぎ》で線《せん》を□《ひ》く。

2 ヴァイオリンを□《ひ》く。

3 鳴《な》りを□《しず》める。

4 騒乱《そうらん》を□《しず》める。

5 船《ふね》の錨《いかり》を□《しず》める。

6 電報《でんぽう》を□《う》つ。

7 敵《かたき》を□《う》つ。

8 鉄砲《てっぽう》を□《う》つ。

9 かばんを手《て》に□《と》る。

10 写真《しゃしん》を□《と》る。

3886問 達成！

月　日

得点　／10

350日の答え▶ 1.さなえ 2.ひより 3.さつき 4.しにせ 5.かたず 6.しぐれ 7.もみじ 8.もよ 9.なこうど 10.いくじ

353日

さまざまな地名

——線部の読み方をひらがなで書きましょう。

3896問 達成！

月　日

得点　／10

1 恋路ケ浜の潮騒《しおさい》。（　　）

2 忍者《にんじゃ》で知《し》られる伊賀。（　　）

3 茶《ちゃ》どころの宇治。（　　）

4 忠臣蔵《ちゅうしんぐら》ゆかりの赤穂市《し》。（　　）

5 桃《もも》太《た》郎《ろう》で有名《ゆうめい》・吉備津。（　　）

6 徳島県《とくしまけん》の阿南平野《へいや》。（　　）

7 長崎県《ながさきけん》佐世保市《し》。（　　）

8 有明海《かい》の干《ひ》潟《がた》。（　　）

9 鉄砲伝来《てっぽうでんらい》の種子島。（　　）

10 沖縄島最北《おきなわじまさいほく》・辺戸岬《みさき》。（　　）

351日の答え▶ 1.おく 2.せんりつ 3.だんしゃく 4.ちょうこく 5.あいか 6.きひんせき 7.認 8.表札 9.殺到 10.穀物 11.非核 12.千代紙

354日

覚えておきたい基本の漢字

——線部は読み方をひらがなで、□は漢字を書きましょう。

3908問達成！

月　日

得点　／12

1 緩やかな川《かわ》の流《なが》れ。

2 思《おも》いを凝縮した絵《え》。

3 社会《しゃかい》に警鐘を鳴《な》らす。

4 広《ひろ》い収納スペース。

5 余暇を楽《たの》しむ。

6 目標《もくひょう》を達成する。

7 人命《じんめい》を□《すく》う。

8 □《あい》□《かぎ》を作《つく》る。

9 マラソンを□《かん》□《そう》する。

10 事件《じけん》が□《めい》□《きゅう》入《い》りする。

11 国家《こっか》の重要《じゅうよう》□《き》□《みつ》。

12 □《い》□《ちょう》を休《やす》める。

352日の答え ▶ 1.引 2.弾 3.静 4.鎮 5.沈 6.打 7.討 8.撃 9.取 10.撮

355日

四字熟語

——線部は読み方をひらがなで、□は漢字を書きましょう。

3920問達成！

月　日

得点　／12

1　権謀術《じゅっ》数《すう》

2　切歯扼《やく》腕《わん》

3　危《き》機《き》一髪

4　余裕綽《しゃく》綽《しゃく》

5　疾《しっ》風《ぷう》迅雷

6　直《ちょく》情《じょう》径行

7　百《ひゃっ》□《ぱつ》百《ひゃく》□《ちゅう》

8　辛《しん》□《ろう》辛《しん》□《く》

9　単《たん》純《じゅん》□《めい》□《かい》

10　□《せい》□《てん》白《はく》日《じつ》

11　□《そう》□《い》工《く》夫《ふう》

12　徹《てっ》□《とう》徹《てっ》□《び》

353日の答え　1.こいじがはま　2.いが　3.うじ　4.あこう　5.きびつ　6.あなん　7.させぼ　8.ありあけ　9.たねがしま　10.へど

356日

覚えておきたい基本の漢字

——線部は読み方をひらがなで、□は漢字を書きましょう。

3932問達成！

月　日

得点　／12

1 勘が冴《さ》えわたる。（　　）

2 船《ふね》の航路。（　　）

3 雑巾で水《みず》拭《ぶ》きする。（　　）

4 森羅万象《ばんしょう》に感謝《かんしゃ》する。（　　）

5 宙返りをする。（　　）

6 映《えい》画《が》界《かい》の巨匠。（　　）

7 自分《じぶん》の主義《しゅぎ》を□《つらぬ》く。

8 くじ引《び》きの□《けい》□《ひん》。

9 いたずらに□《げき》□《ど》する。

10 □《じん》□《るい》の宝《たから》。

11 □《じ》□《き》製《せい》のグラス。

12 □《せい》□《たん》百年《ひゃくねん》を迎《むか》えた画家《がか》。

354日の答え ▶ 1.ゆる 2.ぎょうしゅく 3.けいしょう 4.しゅうのう 5.よか 6.たっせい 7.救 8.合鍵 9.完走 10.迷宮 11.機密 12.胃腸

357日

法律に関する言葉

——線部は読み方をひらがなで、□は漢字を書きましょう。

1 条例が制定《せいてい》される。（　　）

2 違憲性《せい》を確《たし》かめる。（　　）

3 訴訟を起《お》こす。（　　）

4 陪審員に選《えら》ばれる。（　　）

5 一事《いちじ》不再理の原則《げんそく》。（　　）

6 法《ほう》の□《ばん》□《にん》。

7 □《べん》□《ご》側《がわ》の主張《しゅちょう》。

8 □《はん》□《けつ》を下《くだ》す。

9 □《じょう》□《こく》が認《みと》められる。

10 □《とっ》□《きょ》を申請《しんせい》する。

3942問達成！

月　日

得点　／10

355日の答え ▶ 1．けんぼう 2．せっし 3．いっぱつ 4．よゆう 5．じんらい 6．けいこう 7．発・中 8．労・苦 9．明快 10．青天 11．創意 12．頭・尾

358日

覚えておきたい基本の漢字

――線部は読み方をひらがなで、□は漢字を書きましょう。

3954問達成！

月　日

得点　／12

1　レモンを搾る。

2　門前《もんぜん》に松飾りを置く。

3　巧《たく》みな比喩。

4　枚挙に暇《いとま》がない。

5　児戯に等《ひと》しい。

6　調査《ちょうさ》を依頼される。

7　チューリップが□《さ》く。

8　ファン□《ひっ》□《けん》の映画《えいが》。

9　悪事《あくじ》は□《かん》□《か》できない。

10　□《し》□《ふく》の時間《じかん》。

11　□《はだ》□《ざむ》い季節《きせつ》。

12　夕方《ゆうがた》の□《さん》□《ぽ》。

356日の答え▶ 1．かん 2．こうろ 3．ぞうきん 4．しんら 5．ちゅうがえ 6．きょしょう 7．貫 8．景品 9．激怒 10．人類 11．磁器 12．生誕

359日

難読語

——線部の読み方をひらがなで書きましょう。

3964問達成！

月　日

得点　／10

1　名誉《めいよ》を汚す行《おこな》い。（　　）

2　雨水《あまみず》が滴り落《お》ちる。（　　）

3　事態《じたい》が混沌とする。（　　）

4　颯爽と登場《とうじょう》する。（　　）

5　怨恨による犯罪《はんざい》。（　　）

6　芳醇な香《かお》り。（　　）

7　ほっと安堵する。（　　）

8　厨房で料理《りょうり》を作《つく》る。（　　）

9　悪路《あくろ》を迂回する。（　　）

10　渾身の力《ちから》を出《だ》す。（　　）

357日の答え▶ 1．じょうれい 2．いけん 3．そしょう 4．ばいしんいん 5．ふさいり
6．番人 7．弁護 8．判決 9．上告 10．特許

360日

覚えておきたい基本の漢字

――線部は読み方をひらがなで、□は漢字を書きましょう。

3976問達成！

月　日

得点　／12

1　暁を告《つ》げる鶏《にわとり》の声《こえ》。（　　）

2　沢山の人《ひと》だかり。（　　）

3　姿勢を正《ただ》す。（　　）

4　肥沃な土《と》地《ち》を耕《たがや》す。（　　）

5　追憶の子《こ》ども時《じ》代《だい》。（　　）

6　存亡の危《き》機《き》に立《た》つ。（　　）

7　□《はがね》のような肉体《にくたい》。

8　□《だん》□《き》を振《ふ》って応援《おうえん》する。

9　疑問《ぎもん》が□《ひょう》□《かい》する。

10　何《なん》にでも□《ちょう》□《せん》する。

11　船《ふね》を導《みちび》く□《とう》□《だい》。

12　□《い》□《しつ》□《ぶつ》預《あず》かり所《しょ》。

358日の答え▶ 1.しぼ 2.まつかざ 3.ひゆ 4.まいきょ 5.じぎ 6.いらい 7.咲 8.必見 9.看過 10.至福 11.肌寒 12.散歩

361日

日本の伝統芸能

――線部は読み方をひらがなで、□は漢字を書きましょう。

1 長唄

2 歌舞伎

3 浄瑠璃

4 浪花節

5 都々逸

6 □のう

7 □□きょうげん

8 □□らくご

9 □□でんがく

10 □□ねんぶつ踊《おど》り

3986問達成！

月　日

得点

／10

359日の答え ▶ 1. けが 2. したた 3. こんとん 4. さっそう 5. えんこん 6. ほうじゅん 7. あんど 8. ちゅうぼう 9. うかい 10. こんしん

362日

書き間違えやすい漢字・言葉

□に漢字を書きましょう。

1 茶碗《ちゃわん》□《む》しを作《つく》る。

2 □《むね》を躍《おど》らせる。

3 チャンスを□《ぼう》に振《ふ》る。

4 床《ゆか》が□《よご》れる。

5 猫《ねこ》を三《さん》□《びき》飼《か》う。

6 磁石《じしゃく》のS《エス》□《きょく》。

7 歴史《れきし》に□《きょう》味《み》がある。

8 両国《りょうこく》の友《ゆう》□《こう》の証《あかし》。

9 その土《と》地《ち》□《こ》□《ゆう》の文化《ぶんか》。

10 □《そう》□《ご》に信頼《しんらい》し合《あ》う。

3996問達成！

月　日

得点　／10

360日の答え ▶ 1．あかつき 2．たくさん 3．しせい 4．ひよく 5．ついおく 6．そんぼう 7．鋼 8．団旗 9．氷解 10．挑戦 11．灯台 12．遺失物

363日

覚えておきたい基本の漢字

――線部は読み方をひらがなで、□は漢字を書きましょう。

4008問 達成！

月　日

得点　／12

1　雨《あめ》の滴が窓《まど》に光《ひか》る。（　　）

2　平和《へいわ》を望む。（　　）

3　倫理を守《まも》る。（　　）

4　外気《がいき》を遮断する。（　　）

5　プロの沽券に関《かか》わる。（　　）

6　木漏れ日《び》がまぶしい。（　　）

7　□《つう》□《かい》な逆転劇《ぎゃくてんげき》。

8　同《おな》じ話《はなし》が続《つづ》き□《しょく》□《しょう》する。

9　お祝《いわ》いを□《ふん》□《ぱつ》する。

10　決意《けつい》が□《め》□《ば》える。

11　知《し》られざる古代《こだい》の□《ひ》□《ほう》。

12　□《そう》□《がん》□《きょう》で小鳥《ことり》を見《み》る。

361日の答え▶ 1．ながうた 2．かぶき 3．じょうるり 4．なにわぶし 5．どどいつ 6．能 7．狂言 8．落語 9．田楽 10．念仏

364日

共通する部首

1～6の各グループの▒には共通の部首が入ります。あてはまる部首を□に書きましょう。

1
▒兹　▒开　▒少　▒皮　□

2
因▒　田▒　士▒　中▒　□

3
▒乇　▒佰　▒示　▒呂　□

4
工▒　且▒　重▒　雈▒　□

5
▒㔾　▒袁　▒苗　▒虫　□

6
▒巴　▒复　▒𠂢　▒蔵　□

4014問達成！

月　日

得点　／6

362日の答え ▶ 1.蒸 2.胸 3.棒 4.汚 5.匹 6.極 7.興 8.好 9.固有 10.相互

365日

敬語

――線部は読み方をひらがなで、□は漢字を書きましょう。

4026問 達成！

月　日

得点　／12

1　お宅《たく》へ伺います。

2　ご要望《ようぼう》を承ります。

3　夕食《ゆうしょく》を召し上《あ》がる。

4　弊社の商品《しょうひん》。

5　お祝《いわ》いを頂戴する。

6　愚息を紹介《しょうかい》します。

7　右手《みぎて》をご□《らん》ください。

8　ご□《ぞん》じの通《とお》りです。

9　明朝《みょうちょう》、八時《はちじ》に□《まい》ります。

10　理由《りゆう》を□《もう》し上《あ》げます。

11　作品《さくひん》を□《はい》□《けん》しました。

12　□《そ》□《ちゃ》でございます。

●このページの答えは4ページにあります。

363日の答え　1. しずく 2. のぞ 3. りんり 4. しゃだん 5. こけん 6. こも 7. 痛快 8. 食傷 9. 奮発 10. 芽生 11. 秘宝 12. 双眼鏡

366日

日本の生んだ世界初○○！

――線部は読み方をひらがなで、□は漢字を書きましょう。

4036問達成！

月　日

得点　／10

1 缶コーヒー（　　）

2 魚群探《たん》知《ち》機《き》（　　）

3 乾電池（　　）

4 乳酸菌飲料《いんりょう》（　　）

5 養殖《ようしょく》真珠（　　）

6 □《い》カメラ

7 ブラウン□《かん》テレビ

8 海底《かいてい》□《てつ》□《どう》トンネル

9 自動《じどう》□《かい》□《さつ》機《き》

10 青色《あおいろ》□《はっ》□《こう》ダイオード

●このページの答えは5ページにあります。

364日の答え ▶ 1.石（磁・研・砂・破） 2.心（恩・思・志・忠） 3.宀（宅・宿・宗・宮） 4.力（功・助・動・勧） 5.犭（犯・猿・猫・独） 6.月（肥・腹・脈・臓）

川島隆太教授の脳トレ
漢字大全　日めくり366日

2016年11月29日　第1刷発行
2017年3月6日　第3刷発行

監修者　川島隆太
発行人　鈴木昌子
編集人　南條達也
編集長　古川英二
編集担当　横山由佳
発行所　株式会社　学研プラス
〒141－8415　東京都品川区西五反田2-11-8
印刷所　中央精版印刷株式会社

STAFF
編集協力　株式会社エディット
DTP・本文デザイン　株式会社千里
校正　奎文館

この本に関する各種お問い合わせ先
【電話の場合】
●編集内容については　Tel 03-6431-1223（編集部直通）
●在庫、不良品（落丁、乱丁）については　Tel 03-6431-1250（販売部直通）
【文書の場合】
〒141−8418 東京都品川区西五反田2-11-8
学研お客様センター『川島隆太教授の脳トレ漢字大全 日めくり366日』係
この本以外の学研商品に関するお問い合わせは下記まで。
Tel 03-6431-1002（学研お客様センター）